DES

FIÈVRES INTERMITTENTES

CHEZ LES ENFANTS

PAR

Auguste CARLES

DOCTEUR EN MÉDECINE DE LA FACULTÉ DE PARIS

PARIS
ALPHONSE DERENNE
52, Boulevard Saint-Michel, 52
1881

DES

FIÈVRES INTERMITTENTES

CHEZ LES ENFANTS

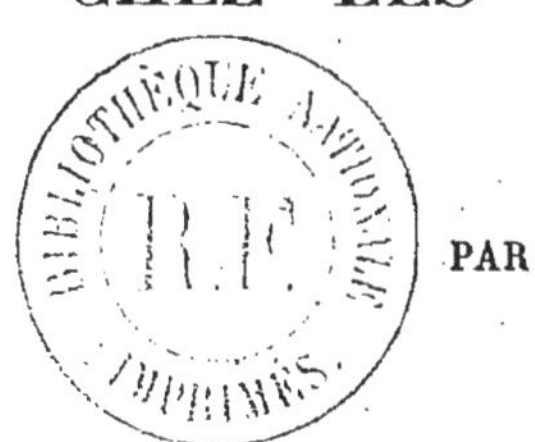

PAR

Auguste CARLES

DOCTEUR EN MÉDECINE DE LA FACULTÉ DE PARIS

PARIS

ALPHONSE DERENNE

52, Boulevard Saint-Michel, 52

1881

A MON PÈRE, A MA MÈRE

Faible hommage de reconnaissance pour tout ce qu'ils ont fait pour moi.

A MES FRÈRES, A MA BELLE-SŒUR

A MON ONCLE, A MA TANTE FOURNIÉS

A MES PARENTS

A M. FERDINAND ASTIÉ

Docteur en droit.

Respectueuse reconnaissance.

A MON PRÉSIDENT DE THÈSE

M. LE Dr BALL

Professeur de clinique mentale,
Membre de l'Académie de médecine,
Chevalier de la Légion d'honneur.

A LA FAMILLE IZAR

A MES AMIS

DES

FIÈVRES INTERMITTENTES

CHEZ LES ENFANTS

INTRODUCTION ET HISTORIQUE

Si desint vires, tamen est laudanda voluntas.

Les maladies engendrées par les émanations marécageuses durent fixer de bonne heure l'attention des observateurs ; aussi voyons-nous Hippocrate leur consacrer un chapitre spécial dans son immortel livre : *De Aere, Aquis, Locis.* On retrouve dans le remarquable article, *de natura palustrium et locustrium aquarum,* beaucoup de choses dont les modernes, d'après M. Boudin, se sont attribué un peu légèrement la découverte. C'est ainsi qu'il n'avait point échappé au génie de ce puissant observateur que l'usage des eaux marécageuses provoque le développement anormal de la rate : *bibentibus constat splenes esse magnos et plenos.*

Depuis ce grand génie, beaucoup de médecins ont écrit sur la fièvre intermittente de l'adulte ; c'est une de ces maladies que le praticien aime à rencontrer sur sa route, car quand il s'est bien assuré de sa nature, il a tout prêt un médicament infaillible à lui opposer. Il promet d'avance à son malade la curation de sa fièvre, et le fébricitant est parfois étonné de voir se réaliser, si juste, les promesses de la médecine.

Mais si la science médicale est si nette et si précise dans la description de la fièvre paludéenne chez les adultes, que d'obscurités, que d'oublis dans la description de cette même fièvre chez l'enfant ! Nous sommes, ici, sur un terrain peu solide ; nous nous sentons mal à l'aise, sans guide ni soutien, dans cette étude si intéressante. Chez les enfants, en effet, la fièvre des marais est à peine signalée par les anciens auteurs, et de nos jours encore, la plupart des pathologistes de l'enfance la passent sous silence. C'est à peine si on trouve quelques notions à cet égard dans les traités de Roger, Rilliet et Barthez, West ; aussi M. Bouchut a-t-il pu dire dans son *Traité des maladies des nouveau-nés* à l'article *Fièvre intermittente* : « J'ai été le premier à en faire la description » ; description dont il reconnaît lui-même la complète insuffisance, car il ajoute quelques lignes plus bas : « l'ébauche que je tente ne restera pas sans doute stérile. »

A quoi attribuerons-nous le silence des auteurs ? Comment expliquer leur négligence pour l'étude d'une affection qui intéresse un être si aimable et si aimé, l'enfant ?

L'allure clinique spéciale que revêt l'intoxication palustre dans l'enfance, a dû longtemps égarer les observateurs, d'autant mieux, que ne pouvant tirer aucun renseignement des petits malades qu'on est appelé à soigner, on éprouve alors les plus grandes difficultés à établir un diagnostic raisonné. Il n'est pas étonnant qu'un grand nombre de médecins aient méconnu la nature de ces manifestations aussi changeantes que les « formes de Protée ou les couleurs du caméléon. » La fièvre des marais, chez les enfants, se montre sous une infinité de formes diverses, et si le médecin n'a pas beaucoup de sagacité et d'expérience, il se trompera aisément et attribuera à une maladie essentielle et propre à tel ou tel organe, des symptômes qui dépendent uniquement de la fièvre palustre.

Mais la cause d'erreur la plus féconde et celle qui, à notre avis, a le plus contribué à jeter le doute et à semer l'erreur dans l'esprit des cliniciens, c'est la fréquence de la fièvre intermittente symptomatique survenant à l'occasion des maladies aiguës, au début ou même dans la convalescence de ces affections. Chez les jeunes enfants, en effet, charmantes sensitives que le moindre irritant fait crisper, le plus léger trouble fait surgir une réaction fébrile qui est tout l'analogue de la fièvre intermittente ; aussi est-il fort difficile, à cet âge, d'apprécier, au juste, la fréquence de cette maladie, et de savoir si l'appareil fébrile qu'on est appelé à juger reconnaît pour cause le principe, quel qu'il soit, qui produit la fièvre intermittente, ou bien, s'il n'appartient pas à quelque perturbation intérieure qui, chez l'enfant, n'agit pas d'une manière continue, et par cela même, échappe presque toujours. On comprend dès lors toute l'importance des recherches étiologiques, car la fièvre méconnue pourra entraîner la mort de l'enfant, lorsqu'il aurait suffi seulement de soupçonner cette cause, pour instituer un traitement à coup sûr efficace. Dans les pays palustres, sachant combien le péril est immédiatement grand pour les jeunes sujets, on n'attend pas une minute pour intervenir activement, et dès qu'un enfant est atteint de refroidissement ou d'un mouvement fébrile, on administre le sulfate de quinine, « même, dit M. Jules Simon, si l'accès fébrile s'était développé à l'occasion d'une indigestion, d'une diarrhée, d'une bronchite, d'un coryza, ou d'une amygdalite ». Ici, l'extrême gravité trop bien connue du mal nuit à la saine investigation de ses caractères cliniques.

Porté par nos goûts vers la médecine infantile et frappé de la pénurie scientifique de nos livres classiques sur la fièvre palustre, nous avons songé à faire de la fièvre intermittente chez les enfants, le sujet de notre thèse inaugurale : trop heureux, si les quelques faits que nous apportons ici ont la bonne fortune de provoquer de nouvelles recherches de la part de médecins plus compétents et plus autorisés que nous, sur ce chapitre de pathologie infantile si intéressant, si difficile et si longtemps négligé par les auteurs.

INDICATIONS BIBLIOGRAPHIQUES.

Nous allons indiquer ici les auteurs principaux que nous avons consultés et dans lesquels nous avons puisé. Bouchut (1), Ébrard (de Bourg) (2), Alaboissette (3), Guiet (4), Semanas (5), Liegey (6), Valleix (7), Galland (8).

1. *Traité pratique des maladies du nouveau-né.*
2. *Union médicale de* 1848.
3. *Union médicale de* 1851.
4. *Gaz. méd.* 1858 *et* 1850.
5. *Bulletin thérapeutique* 1847.
6. *Union médicale* 1849.
7. *Union médicale* 1848.
8. Fièvre intermittente chez les enfants.

ÉTIOLOGIE.

Chez l'enfant comme chez l'adulte, deux voies semblent incontestablement ouvertes pour l'introduction du miasme paludéen dans l'économie; savoir : en premier lieu l'absorption, par la muqueuse des voies aériennes, des miasmes contenus dans l'atmosphère, en second lieu l'absorption, par la muqueuse des voies digestives, des miasmes tenus en dissolution dans l'eau ingérée. Il y aurait de plus, pour certains auteurs, une troisième voie ou plutôt un troisième véhicule pour la pénétration du miasme paludéen dans l'économie de l'enfant, savoir, le lait d'une nourrice impaludée; ce troisième mode d'absorption des miasmes paraît encore à beaucoup de médecins fort hypothétique. Nous allons bientôt l'examiner.

Il est une quatrième voie d'intoxication paludéenne qui est fort contestée; nous voulons parler de l'hérédité.

Nous allons passer en revue ces divers modes d'intoxication palustre.

VOIES RESPIRATOIRES.

Presque tous les auteurs qui ont parlé des fièvres intermittentes ont admis que l'introduction du miasme palustre par les voies respiratoires était la source principale de l'impaludation; le beau mémoire de M. Jacquot sur l'étiologie des fièvres intermittentes paludéennes le prouve surabondamment, et il nous semble difficile qu'il puisse rester le moindre doute à ce sujet, dans l'esprit du médecin qui a lu ce mémoire avec attention et sans idée préconçue. Les observations de M. Jacquot (1) ont été faites, il est vrai, sur des adultes; mais n'est-il pas permis de conclure, que les causes qui peuvent agir sur l'organisme de l'adulte peuvent agir sur l'organisme beaucoup plus frêle et plus impressionnable de l'enfant.

VOIES DIGESTIVES.

L'introduction du miasme paludéen dans l'organisme par la muqueuse du tube digestif est plus contestable. Il est cependant prouvé que, dans quelques circonstances, l'intoxication palustre a eu lieu par cette voie. Le fait devenu célèbre et relaté par Boudin (2) tend à prouver, que les eaux marécageuses ingérées comme boisson peuvent donner la fièvre intermittente. En 1834, le transport l'*Argo* repatrie 120 militaires d'Algérie en France; les soldats font usage d'une eau puisée à la hâte à Rome dans un endroit marécageux, tandis que l'équipage composé de marins sardes, ne consomme que de l'eau de bonne qualité. 13 soldats succombent à la suite d'accès fébriles très violents pendant la traversée; 98, au débarquement, entrent à l'hôpital du Lazaret de Marseille atteints de fièvres intermittentes de type variable; l'équipage au contraire était demeuré absolument sain.

1. Origine des fièvres intermittentes.
2. Traité des fièvres intermittentes.

« Ce fait démontre péremptoirement, conclut Boudin, que la matière paludéenne à l'état liquide comme à l'état gazeux, absorbée par la surface gastro-intestinale comme par la surface pulmonaire, provoque également l'intoxication ». Un autre fait qui vient à l'appui de cette opinion est le suivant. Pendant un voyage en Abyssinie, le docteur Ch. Blanc (1) a constamment réussi à se préserver des fièvres intermittentes si fréquentes dans ces contrées, en faisant bouillir ou filtrer l'eau qu'il buvait ; ceux de ses compagnons qui n'eurent pas recours à la même précaution furent pris de fièvre intermittente ou de dysenterie. Enfin, M. Pereyra de Bordeaux cite des cas non moins significatifs.

Les habitants des Landes bordelaises et de plusieurs parties du département de la Gironde, n'ont pour boisson que l'eau impaludée de leurs puits ; or, ce médecin a observé pendant treize ans, que ceux qui filtrent ces eaux au charbon échappent à la fièvre endémo-épidémique, tandis que la maladie sévit sur ceux qui ne prennent pas cette précaution.

Hippocrate déjà, avait observé que les maladies palustres peuvent avoir leur source dans l'absorption des eaux marécageuses. « *De aere, aquis et locis — caput de natura palustrium et lacustrium aquarum ; bibentibus constat splenes esse magnos et plenos ;* et il ajoute que ces mêmes eaux engendrent la fièvre et la dysenterie.

Périer (2), Volney (3), Thévenot (4) et beaucoup d'autres

1. Notes médicales d'Abyssinie. Gaz. Hebd. 1874.
2. De l'hygiène en Algérie.
3. Tableau du climat et du sol des Etats-Unis.
4. Traité des maladies des Européens dans les pays chauds.

auteurs déclarent, d'après leurs observations, que l'usage des eaux malsaines produit la fièvre intermittente.

Ce mode d'impaludation fréquent, chez l'adulte, doit être beaucoup plus rare chez l'enfant, en raison de l'habitude où l'on est, de faire chauffer les boissons et les préparations aqueuses qu'on leur donne; car, on sait, d'après les expériences de M. Bouchardat (1), que la température d'ébullition détruit la nocuité des eaux marécageuses, en détruisant le principe morbigène, de quelque nature qu'il soit.

Nous arrivons maintenant aux deux modes d'impaludation bien moins connus et beaucoup plus contestés : le lait de la mère ou de la nourice, et l'hérédité.

INTOXICATION PALUSTRE PAR LE LAIT DE LA MÈRE OU D'UNE NOURRICE IMPALUDÉE.

J. Frank, Richard (de Nancy), Boudin, Ebrard (de Bourg) soutiennent l'impaludation des enfants à la mamelle par le lait de la mère ou de la nourrice.

Frank raconte qu'il lui est souvent arrivé de voir les enfants allaités par des nourrices atteintes de la fièvre intermittente, être affectés de la même maladie.

Boudin n'est pas moins explicite quand il dit : « J'ai eu l'occasion d'observer plusieurs fois des transmissions de l'intoxication marécageuse, de la part des mères ou des nourrices, aux enfants et aux nourrissons, transmissions qui se révélaient chez ces derniers, par des accès de fièvre ou autres accidents *limnhémiques*. J'ajouterai, pour preuve,

1. Cours d'hygiène 1866.

que les enfants dont il s'agit n'étaient point sous l'influence d'une intoxication primitive contractée par eux, dans un foyer miasmatique, que mes observations ont été faites au Lazaret de Marseille, lieu dans lequel il ne se rencontre jamais de fièvres de marais, si ce n'est celles importées du dehors.

Le fait, sans contredit, le plus curieux de transmission est le suivant : une femme de militaire nouvellement arrivée d'Afrique où elle avait pris la fièvre intermittente, entreprend de servir de nourrice à un enfant de Toulon ; au troisième jour de l'allaitement, il se déclare chez l'enfant une fièvre paludéenne qui ne cède qu'à l'emploi du sulfate de quinine.

Passons maintenant aux faits cités par Ebrard. Ce praticien distingué admet, comme Boudin, dans le mémoire qu'il a publié sur la fièvre intermittente des enfants à la mamelle, la transmission du miasme paludéen de la nourrice au nourrisson par l'intermédiaire du lait ; il cite deux faits à l'appui, les voici.

Observation 1

La femme P... qui habite une rue très saine, de Bourg, a l'habitude d'aller tous les deux jours laver son linge à la Reyssouce, rivière qui coule au milieu de prairies marécageuses, mais elle a soin de laisser à la maison un enfant qu'elle allaite. Le 16 août 1845, elle éprouve à midi un accès de fièvre tremblante ; le soir du même jour l'enfant qui est âgé de cinq mois prend lui-même un accès caractérisé par les trois stades de froid, de chaleur, de sueur.

Retour des accès chaque jour à la même heure chez la mère et chez l'enfant jusqu'au 21 août. 8 décig. de sulfate de quinine sont administrés à la femme P...

Sa fièvre ne reparaît pas et son enfant cesse d'être malade.

Ébrard dans cette observation a voulu montrer deux choses : la transmission de la fièvre intermittente de la nourrice à l'enfant, et la guérison évidente de l'enfant par le sulfate de quinine administré à sa nourrice.

Observation II

La femme de G... de Montracot, pays d'étangs, avait eu la fièvre quotidienne pendant huit jours, cette fièvre avait disparu depuis quinze jours à la suite de plusieurs prises de quinine, lorsque la femme G... vint être nourrice à Bourg dans une maison très salubre. Quatre jours après son arrivée elle est de nouveau atteinte par la fièvre à quatre heures du soir. Le nourrisson qui est âgé de sept mois est lui-même atteint dans la nuit; chez la nourrice les accès sont quotidiens, mais un accès est beaucoup moins fort de deux jours l'un ; chez le nourrisson ils revêtent le type tierce. Sept jours après le début de cette maladie, un purgatif, le jalap, administré à la femme G... comme moyen de traitement préliminaire, empêche le retour des accès.

L'observation suivante a été recueillie par M. Larouza de Bordeaux (1) nous l'avons trouvée reproduite dans sa thèse inaugurale.

Observation III

Le 30 janvier 1850 Marie Z... entre à l'hôpital Saint-André, salle 4, n° 21 ; elle portait dans ses bras un jeune enfant de 10 mois. Depuis

1. Thèse de 1857.

le 12 janvier Marie Z... était atteinte d'une fièvre intermittente, qui jusqu'au 21 du même mois, avait revêtu le type tierce ; son enfant qu'elle allaite malgré son état, s'était très bien porté jusqu'à cette époque ; mais à partir du 25 la fièvre étant devenue quotidienne chez la mère, un changement notable s'opère dans la santé de son nourrisson ; il aurait commencé depuis ce jour à perdre sa fraîcheur, le sommeil ; serait devenu plus criard ; dans la soirée surtout, la mère aurait remarqué un malaise plus profond, plus prononcé, mais il lui avait été impossible de constater un accès de fièvre chez son enfant ; toujours est-il qu'à la percussion, on constate une matité très prononcée dans l'hypochondre gauche où l'on sent la rate dépassant les fausses côtes d'environ deux centimètres.

Ce pauvre enfant est immédiatement dirigé sur l'hospice des Enfants-Trouvés.

Le 1er février, à 4 heures du soir, l'interne du service constate un premier accès de fièvre ; tous les soirs le mouvement fébrile se reproduit à la même heure. Dans la matinée, l'apyrexie est complète.

La maladie est combattue par les préparations de quinquina en bains et en lavements, et le 15 mars la fièvre abandonna complètement notre jeune malade.

Cette observation est fort intéressante à connaître, non-seulement au point de vue qui nous occupe spécialement ici, c'est-à-dire la possibilité pour un enfant à la mamelle d'être impaludé par sa nourrice, mais encore par les phénomènes prodromiques qui ont annoncé l'invasion prochaine des paroxysmes fébriles. Les prodromes ont duré cinq jours ; habituellement ces phénomènes disparaissent plus rapidement pour faire place aux véritables accès d'impaludation.

Que pouvons-nous conclure de ces observations ? Ne devons-nous voir dans ces faits que de simples coïncidences ? Nous ne le croyons pas. Nous faisons appel aux savants praticiens que nous avons mentionnés et qui ont examiné avec leur sagacité habituelle les malades qui ont été l'objet de leurs observations. Qu'on admette qu'il ne soit pas encore suffisamment établi, que la fièvre paludéenne puisse se transmettre de la nourrice au nourrisson par l'intermédiaire du lait, soit ; mais, nous n'hésitons pas à dire qu'il nous semble aussi injuste qu'imprudent de ne voir dans tous les exemples que nous avons rapportés simplement des coïncidences.

INTOXICATION PALUSTRE CONGÉNITALE OU HÉRÉDITAIRE.

Pour plusieurs auteurs, les trois voies d'absorption du miasme des marais que nous venons d'étudier ne seraient pas les seules par lesquelles l'intoxication paludéenne pourrait envahir l'économie de l'enfant. Ces auteurs admettent que l'enfant peut même, dans les organes maternels, subir la même influence nocive que la mère, et contracter la fièvre intermittente.

La plupart des médecins n'admettent qu'avec de grandes réserves la fièvre intermittente congénitale. Nous ne rapporterons point les discussions auxquelles a donné lieu ce sujet ; cela n'apporterait aucune preuve nouvelle, et ce travail n'aurait pour nous et pour le lecteur qu'une utilité secondaire. Donc, nous abordons la question en rapportant la première observation authentique qui a trait à ce sujet. Elle est rapportée par Sue (1), il dit l'avoir tirée de la *République des Lettres*, 1687.

1. *Essai sur l'art des accouchements.*

Il s'est trouvé dans la ville de Lille une fille de bonne constitution, mais mélancolique, âgée de 20 ans, qui, s'étant mariée à un homme du même âge, eut au bout de trois semaines la fièvre quarte et quelque temps après devint grosse ; elle garde cette fièvre pendant toute sa grossesse ; lorsqu'elle accoucha à terme ordinaire, elle était dans l'accès ; la fille dont elle accoucha prit la fièvre à sa place. Cette enfant était extraordinairement maigre, avait le ventre gros, et on voyait et on sentait une tumeur qui s'étendait depuis l'hypochondre gauche jusqu'à l'aine.

L'enfant était morte au vingt-deuxième mois ; on trouva que cette tumeur était la rate ; cette rate pesait neuf livres.

Frank disait : « Il est certain qu'une mère affectée de fièvre intermittente met d'ordinaire au monde des enfants atteints de la même affection. »

Stokes, de Dublin, a vu une femme enceinte atteinte d'une fièvre intermittente tierce qui, tous les deux jours, pendant l'apyrexie, percevait très nettement des mouvements prolongés et convulsifs de son fœtus.

« Au reste, ajoute cet auteur, il est prouvé que la fièvre intermittente est souvent congénitale, et l'on ne voit pas pourquoi le système nerveux de l'enfant ne serait pas affecté de la même manière que celui de la mère, alors que le fœtus encore renfermé dans la matrice peut présenter des inflammations, des abcès, des tubercules, des ulcérations syphilitiques. »

Reil indique comme une chose ordinaire que la femme qui guérit d'une fièvre quarte dans l'accouchement a le chagrin d'en voir son nouveau-né affecté.

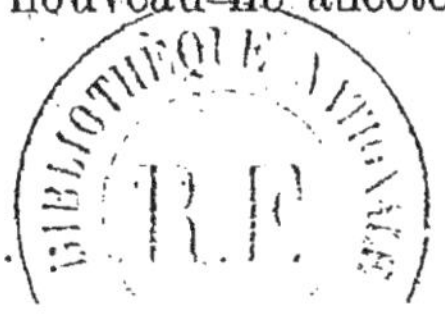

Van Hoven (1) a fait la même remarque.

Pitre-Aubanais dit avoir vu deux enfants, nés de mères ayant eu la fièvre intermittente pendant leur grossesse, venir au monde avec une hypertrophie considérable de la rate. Tous deux furent atteints de fièvre palustre à type tierce, dont les accès revenaient aux mêmes jours et aux mêmes heures que se montrait l'accès fébrile chez leur mère.

Jacquemier a cité, d'après Schuriz, le cas d'une femme enceinte pour la troisième fois qui fut prise, dans le second mois de sa grossesse, d'une fièvre quarte très rebelle. Dans le dernier mois de la gestation, avant ou après le paroxysme de sa fièvre, elle sentait le fœtus s'agiter, trembloter, se rouler manifestement d'un côté à l'autre. Enfin, après un fort paroxysme, elle accoucha d'une fille qui, à la même heure que sa mère, était prise d'un accès de fièvre très fort qu'elle supporta pendant sept semaines.

En voici un autre publié par le docteur Hawelka et l'on y trouve signalé le fait d'une hypertrophie congénitale de la rate.

Observation IV

Cas d'hypertrophie congénitale de la rate.

Je fus consulté, dit l'auteur, pour un enfant de 4 mois qui avait présenté dès sa naissance un état cachectique très marqué et une augmentation considérable du bas-ventre. Il offrait le cachet caractéristique de l'anémie paludéenne, le teint terreux. Il était excessivement amaigri et présentait une diminution physiologique de toutes les fonc-

1. *Wiener medizinische Wochenschreft*, n° 47.

tions. L'abdomen était énorme et l'anneau ombilical à peu près complètement effacé. La rate dépassait la ligne médiane d'un pouce, descendait jusqu'au ligament de Poupart, et remplissait approximativement les deux tiers de la cavité abdominale; ses bords étaient nettement accusés, sa surface lisse. Il n'y avait pas d'accès fébriles évidents.

La mère de cet enfant, habitait Peschiera pendant sa grossesse et elle fut atteinte vers le troisième mois de fièvres tierces. Au moment de l'accouchement elle n'eut point d'accès fébrile.

On prescrivit le sulfate de quinine à l'enfant; mais cette médication rencontre de grandes difficultés. On décida alors la nourrice à prendre 25 centigr. de sulfate de quinine par jour. Au bout de six semaines de ce traitement, il fut manifeste que la rate avait diminué de volume.

La nourrice continua pendant six mois, sauf quelques interruptions momentanées, à prendre du sulfate de quinine. L'enfant avait repris progressivement des forces et, quand il fut sevré, la rate avait diminué de moitié. On lui donna alors le sulfate de quinine sous forme de pilules.

L'amélioration continua à faire des progrès incessants. A l'âge de dix-huit mois, l'enfant commençait à marcher, son teint avait pris la coloration normale, et la rate continuait à diminuer de volume. A l'âge de deux ans, sa santé ne laissait rien à désirer.

Observation V (personnelle)

M. X..., se présente avec sa fille âgée de six mois à la consultation de M. Jules Simon. Cette enfant est maigre, son teint est pâle, presque terreux, elle n'a pas d'appétit, ses yeux n'ont aucune expression, pas de gaieté, elle présente un alanguissement complet de toutes les fonctions. La mère questionnée sur la santé de sa fille nous apprend que son enfant a les fièvres depuis sa naissance; elle est prise tous les deux jours d'accès de fièvre vers les 9 heures du matin; je suis sûre ajouta-t-elle, que ce sont les fièvres, car son père qui les a contractées en Cochinchine, présente les mêmes phénomènes.

Questionnée sur ses antécédents propres, la mère nous apprend que, elle aussi, a les fièvres; elle les a eues pour la première fois en Afrique; depuis son séjour à Paris elle les a plus rarement; elle habite avec sa fille rue de Grenelle dans un quartier très sain, et loin, nous dit-elle, des maisons en construction.

Cette femme a eu trois enfants, dont deux sont morts en peu de jours et fort jeunes, quant au troisième, il fait l'objet de cette observation.

Ces faits si intéressants, si curieux, ne prouvent-ils pas que l'enfant peut dès la vie intra-utérine, subir, comme dit Trousseau, la funeste influence du milieu dans lequel sa mère vivait, et hériter d'elle, en naissant, du germe de l'affection dont elle avait souffert pendant sa grossesse; autrement, comme expliquerions-nous ces engorgements viscéraux congénitaux, cette hypertrophie de la rate, souvent si considérable dès la naissance, cette teinte cachectique toute spéciale de certains nouveau-nés, qu'un grand nombre de médecins ont put constater d'une façon évidente dans les pays à endémie palustre, et dont Pitre Aubanais, Hawelka, J. Frank, pour en citer quelques-uns, ont rapporté de si curieux exemples.

Mais de toutes ces observations, la plus importante est, sans contredit, celle qu'il nous a été donné de rédiger, et que nous venons, aujourd'hui, soumettre à nos juges. C'est assurément la plus concluante, et nous n'hésitons pas à dire qu'elle aidera beaucoup à résoudre cette question si débattue, de l'hérédité de la fièvre paludéenne.

Quant au principe même pathogénique de la fièvre marécageuse, il réside, d'après M. Gigot (1), dans les *débris*

1. Recherches expérimentales sur la nature des émanations marécageuses.

microscopiques tenus en suspension dans le miasme des marais, ainsi qu'on peut le voir dans les planches de cet auteur ; ou dans les *sporules d'une plante cryptogame* suspendues dans l'atmosphère marécageuse, et qui ont été décrites par le docteur Salisbury (1). Ce dernier auteur décrit cinq espèces de plantes pouvant produire la fièvre, sous le nom générique de *Gemiasma.*

1. Amer. journ. of. med. sciences, 1866, 2e série.

SYMPTOMES

Des différences bien tranchées existent dans la symptomatologie de la fièvre intermittente, suivant qu'on est en présence de la forme aiguë ou de la forme chronique : Dans le premier cas, comme le dit Galland, l'affection est constituée par une série de paroxysmes ou d'accès interrompus par des rémissions et revenant à des intervalles périodiques plus ou moins espacés, tantôt très régulièrement, tantôt, au contraire, d'une façon irrégulière ; dans le deuxième cas, des accidents nouveaux, résultant à la fois et du trouble général apporté dans l'économie par les accès précédents et surtout de l'imprégnation lente de l'organisme entier par le miasme paludéen, donnent à la maladie la physionomie d'une affection à allure continue interrompue seulement, de temps à autre, par le retour des paroxysmes de l'état aigu. En outre, la maladie peut être caractérisée seulement par les accès fébriles et « dégagée, comme dit Grisolles, de tous les accidents et complications qui peuvent la rendre méconnaissable et sont souvent assez graves pour compromettre la vie » ; c'est la forme *simple ;* ou, au contraire, présente une gravité spéciale qu'elle emprunte, soit à la violence inusitée de ses manifestations propres, soit à l'apparition de symptômes nouveaux et diversement localisés sur les principaux organes ou appareils de l'économie : c'est la forme *pernicieuse*.

FIÈVRE INTERMITTENTE SIMPLE AIGUE

Chez l'adulte, le plus souvent, la fièvre débute brusquement dans l'état de santé; chez les enfants, au contraire, il est rare qu'elle ne s'annonce pas par des symptômes généraux qui peuvent quelquefois la faire prévoir. Ceux qui sont encore à la mamelle deviennent pâles; leur sommeil est moins profond, ils s'éveillent souvent en peur, sont grognons, prennent souvent le sein, mais têtent peu et vomissent presque chaque fois. Dans un âge un peu plus avancé, de deux à quatre ans, par exemple, ils sont irritables, pleurent à la moindre des contrariétés, s'amusent avec impatience, ne sont plus caressants comme d'habitude, mangent peu, vomissent quelquefois et sont souvent constipés. La durée de ces prodromes est au plus de deux ou trois jours, et bientôt on constate un accès de fièvre.

Les prodromes que nous venons d'énumérer ne précèdent pas toujours la fièvre intermittente chez les enfants. Quelquefois, en effet, la fièvre paludéenne débute brusquement sans avoir été précédée d'aucun phénomène morbide appréciable, qui puisse laisser soupçonner que l'enfant va être atteint; et dans ce cas, c'est l'accès fébrile, plus ou moins bien accentué, qui peut être considéré comme le début de la maladie.

L'accès de fièvre se compose chez l'enfant, comme chez l'adulte, de trois stades ou périodes :

1° Période de frisson ou de froid.

2° Période de chaleur.

3° Période de sueur.

Revenons sur chacune de ces périodes.

I. — *Période de frisson ou de froid.*

Tous les auteurs ne sont pas d'accord sur l'existence de cette première période. Certains l'ont niée complètement ; Bouchut a écrit que le premier stade manque ordinairement ; Ébrard a observé plusieurs fois des frissons bien manifestes ; Louis, cité par Valleix, note chez un enfant de cinq mois, atteint de fièvre intermittente, la présence d'un frisson nettement appréciable ; Guiet, dans une des observations de fièvre pernicieuse qu'il rapporte, cite le cas d'un enfant de vingt-trois mois qui eut « un tremblement comme une grande personne. » Nous dirons bientôt les raisons pour lesquelles ce stade a été et est encore souvent méconnu.

Pendant cette première période, la peau des petits malades est pâle et froide, les traits sont grippés ; les lèvres, les ongles, les paupières sont bleuâtres, ces dernières sont souvent boursouflées. Le pouls est faible et déprimé, les enfants poussent des cris plaintifs, les épaules semblent enfoncées et resserrées, les jambes sont fléchies, le corps tout entier, dit M. Jules Simon, semble diminuer de volume ; à la palpation, dit le même auteur, les doigts engourdis et insensibles donnent la sensation du froid cadavérique : c'est là un symptôme fort important. Guiet parle de deux phénomènes qu'on observerait souvent dans cette même période :

I. — Une céphalalgie violente que l'enfant accuserait en portant la main à sa tête ;

II. — Une congestion du poumon qui donnerait lieu à une petite toux sèche et fatigante.

L'intensité de tous ces signes varie suivant les cas : quelques-uns manquent souvent; quoi qu'il en soit, ils sont généralement de courte durée, ne se prolongent pas plus de quelques minutes, rarement un quart d'heure ; Ebrard cite un cas où les symptômes de cette première période durèrent trois heures : c'est un cas exceptionnel, et c'est le seul que nous ayons trouvé dans nos recherches. Si l'on tient compte du peu de durée de tous ces phénomènes, et de l'impossibilité où se trouve l'enfant de rendre compte d'une manière exacte et précise de ce qu'il éprouve et à plus forte raison de l'imminence de l'accès, on ne doit pas s'étonner de la divergence d'idées qui existe, entre les auteurs, sur l'existence de cette première période.

II. — *Période de chaleur.*

Au stade de froid succède la période de chaleur ou de réaction. Cette période passe très rarement inaperçue, et c'est le plus souvent la première que nous sommes appelés à constater. Les lèvres deviennent roses ; la peau se colore, et devient chaude, bientôt brûlante. Les femmes du peuple disent : « *mon enfant brûle* », et par ces simples mots résument la maladie en donnant au mot fièvre sa signification (*fervere brûler*) (*Hippocrates quidem febrem appellat ignem, etfebricitantes igne correptos*).

Le pouls devient plus fort et plus fréquent, il bat quelquefois jusqu'à 130, 140 fois par minute. La soif ardente que ressentent les petits malades leur fait alors accepter tous les liquides qu'on leur offre, et c'est souvent le seul moment où il soit possible de leur faire prendre des médicaments. Quelques enfants ont les yeux brillants, s'agitent, ont des coliques, exigent qu'on les promène ; d'autres, au contraire, sont assoupis, ont les paupières fermées ; d'autres encore dorment d'un sommeil profond et retentissant.

Ce stade dure en moyenne une heure et demie.

Quant au degré d'élévation de température qui peut alors se manifester, nous regrettons de ne pas pouvoir le mentionner. Les observations que nous avons analysées ne donnent aucun renseignement précis à ce sujet. Les auteurs sont muets sur cette question ; seul M. Bouchut dit avoir vu le thermomètre s'élever à 40° centigrades. M. Roger (1) cite quatre observations de fièvre intermittente chez les enfants, dans lesquelles il a appliqué le thermomètre ; voici ses résultats : 39° dans 2 cas, 40° dans 1 cas, 41° dans 1 cas.

III. — *Période de sueur ou de détente.*

Cette troisième période est le plus souvent peu marquée, et n'est en général représentée que par une légère moiteur, qui survient lorsque l'accélération du pouls et l'élévation de la température tendent à disparaître. Cette transpiration est rarement générale, et dans la grande majorité des cas, reste localisée à la tête, au cou, aux extrémités ; elle est également peu abondante ; enfin l'enfant s'endort d'un sommeil plus ou moins profond et l'accès est terminé.

1. *Recherches cliniques sur les maladies de l'enfance*

Que la fièvre passe seule, ou soit coupée, si on ne voit pas les enfants reprendre entièrement leur embonpoint, leur fraîcheur, leur gaieté ; si la couleur de la peau reste jaunâtre, et si surtout la rate reste hypertrophiée, on peut être certain que la fièvre reviendra après plus ou moins de temps.

En résumé, qu'est-ce qui domine dans ces grands accès de fièvre qui semblent menacer la frêle machine de l'enfance? Quel est le symptôme le plus saillant, celui qui saute, pour ainsi dire, aux yeux de la mère, ce médecin intelligent qui observe avec son cœur? c'est la chaleur animale augmentée ; aussi vous dit-elle : « *mon enfant brûle.* » Ce phénomène résume pour elle toute la maladie.

TYPE DES ACCÈS. — APYREXIE.

Il nous reste à étudier le type des accès et la rémission qui les suit ou l'apyrexie.

Les accès affectent le plus souvent le type quotidien.

Certains auteurs et en particulier Quiet, Schnitzer, ont même été jusqu'à dire que c'était le seul qu'on observe à cet âge. Cette assertion est trop absolue, et les observations prouvent que la fièvre peut aussi revêtir quoique plus rarement, le type tierce ; de plus chez les enfants, les accès ont de la tendance à changer de type et à se transformer, par exemple, de quotidien en tierce et réciproquement. Enfin, les accès sont mal réglés, irréguliers dans leur retour qui n'a pas lieu à des heures constamment les mêmes.

L'apyrexie qui suit les accès est fort curieuse à étudier chez les enfants. « Après un accès de fièvre intermittente, dit M. Jules Simon, l'enfant reste pâle, grognon, agité dans son sommeil ; il a presque toujours un certain état saburral, la langue est blanche et se dépouille sur les bords en demi-lune : ce fait a été signalé pour la première fois par cet auteur. « Quand vous verrez, dit-il, cette particularité se reproduire chez un baby atteint de fièvre inexplicable par l'examen de tous les appareils, elle doit entrer comme élément de diagnostic ; j'ai observé un si grand nombre d'enfants du premier âge atteints de fièvres intermittentes que je n'hésite pas à vous assurer l'exactitude et la valeur de ce dépouillement semi-lunaire. » Les rémissions qui séparent chaque paroxysme fébrile sont peu marquées ; certains auteurs disent même que ces accès sont plus ou moins subintrants, de telle sorte qu'on est exposé à méconnaître la période d'apyrexie et à croire à l'existence d'une fièvre continue.

Nous n'avons point encore parlé d'un phénomène excessivement important et, pour ainsi dire, pathognomonique de la fièvre palustre, phénomène qui apparaît souvent dès le premier accès, persiste pendant la durée des accès aigus, quelquefois même ne disparaît que longtemps après ceux-ci, et reste encore à ce moment, un des meilleurs signes de l'intoxication paludéenne. Nous avons nommé l'augmentation du volume de la rate appréciable à la palpation et à la percussion.

Ebrard insiste beaucoup sur la valeur de l'hypertrophie splénique dans la fièvre intermittente chez les enfants ; il affirme avoir toujours constaté ce phénomène, dès le quatrième accès. Certains auteurs ne lui accordent pourtant aucune importance parce que, disent-ils, il est extrêmement difficile d'acquérir une notion précise du volume plus ou moins augmenté de cet organe. Personne n'a mis en doute cette difficulté; si, en effet, l'augmentation du volume de la rate, pendant le cours et à la suite de la fièvre palustre, a été observée de tout temps, il faut convenir toutefois que cette observation, à défaut de moyens convenables d'exploration, ne pouvait être faite qu'au moment où cet organe avait dépassé de beaucoup ses dimensions normales; la situation même qu'occupe la rate ne permet pas de constater facilement son engorgement. Ebrard (1), lui-même, reconnaît cette difficulté, mais il croit qu'on peut facilement la surmonter en explorant l'abdomen d'une manière toute spéciale et qu'il explique ainsi : « Si pour examiner les organes abdominaux, dit-il, on se met en face de l'enfant, il crie, ses muscles se contractent et les changements survenus dans le volume de la rate restent inaperçus. Il faut prier la mère de soutenir l'enfant en le tenant sous les deux bras, se placer derrière lui, presser le ventre avec une main, en même temps que l'autre main sert aux lombes de point d'appui. On ne tarde pas à reconnaître l'hypertrophie de la rate. Cet organe dépasse les côtes en forme de languette, directement au-dessous du rein gauche. »

Schnitzer (2) se refuse à admettre l'opinion de Ebrard, et il prétend que le foie se tuméfie toujours et non la rate; voici, d'ailleurs, ce qu'il dit à ce sujet. « Si la fièvre intermittente se prolonge quelque temps, les enfants maigrissent considérablement; leur facies est pâle et caractéristique; la peau du visage devient d'un jaune sale, le ventre se bal-

1. *Union médicale*, 1848.
2. *Union médicale*, 1849.

lonne ; le foie se tuméfie, la rate jamais. » Étrange assertion démentie par tous les faits.

RÉSUMÉ SYMPTOMATIQUE.

Les caractères qui distinguent la fièvre intermittente chez les enfants sont :

Le *début* de la fièvre presque toujours précédé de prodromes.

Le *type*, presque toujours quotidien, exceptionnellement tierce.

Les *variations* fréquentes des heures auxquelles les paroxysmes ont lieu.

Les accès sont, comme chez l'adulte, composés de trois stades ; mais un seul, celui de chaleur, est nettement appréciable et domine l'accès entier.

Les rémissions ou l'apyrexie sont très peu franches.

Les accidents sub-comateux qui accompagnent le troisième stade.

COMPLICATIONS

Les complications les plus fréquentes de la fièvre intermittente chez le enfants sont : l'anémie avec décoloration consécutive des tissus, l'œdème des jambes, l'hydropisie abdominale, le purpura hémorrhagica ; Bouchut a rencontré dans deux cas des hémorrhagies cutanées, de véritables pétéchies assez larges pour prendre le nom de purpura hémorrhagica. Ebrard a aussi signalé deux faits analogues ; un de ces malades aurait en outre présenté, à part les taches sanguines venant sur la surface de l'abdomen et des membres, une épistaxis effrayante par la presque continuité, sinon par l'abondance de l'écoulement.

Pelzold a aussi vu deux cas d'abondante hémorrhagie nasale chez deux petits enfants atteints de fièvre paludéenne.

La diarrhée a été observée souvent comme phénomène ultime de l'intoxication palustre ; on comprend toute la gravité de cette complication ; elle vient alors ravir à l'organisme, si profondément altéré, le peu d'énergie qui lui restait encore pour se défendre, et trop souvent terminer fatalement la scène.

Nous ne parlerons pas de l'hypertrophie de la rate, parce que nous ne pensons point qu'on puisse considérer l'augmentation du volume de cet organe comme une complication de la fièvre, puisqu'elle fait constamment partie du cortège symptomatologique de cette affection.

En dehors du volume de la rate, il existe une complication extrêmement rare, intéressant aussi cet organe ; nous voulons parler de l'abcès de la rate. Nous ne l'avons trouvée qu'une seule fois ; l'observation a été recueillie, par M. Bouyer et rapportée dans la *Gazette médicale* ; la voici :

Observation VI

Abcès de la rate.

Julie Chaillou, habitant avec sa mère un village à un quart de lieue de la mer avoisiné par des marais salans, était atteinte depuis l'âge de 9 mois d'une fièvre intermittente qui n'a été interrompue que par de rares intervalles de mieux. La fièvre a affecté divers types ; elle a été d'abord et alternativement quotidienne ou tierce, plus tard et plus longtemps quarte. Jamais une médication rationnelle et suivie n'a été employée pour guérir cette pauvre enfant. A l'âge de 3 ans, époque où elle a eu assez de force pour commencer à marcher seule, elle avait déjà une énorme rate. La mère qui me fournit ces renseignements me dit que la face inférieure de cet organe avait la largeur du fond d'une assiette (ce sont ses termes), et qu'il s'appuyait sur les cuisses, quand la petite fille était assise.

Le 11 *février* 1840. — Je fus appelé pour la première fois auprès de cette malheureuse enfant. Je la trouvai assise au soleil, en proie à une fièvre continue qui durait depuis plus de quinze jours, me dit-on, souffrant beaucoup du ventre qui était énormément distendu et occupé de toutes parts par la rate hypertrophiée.

La pauvre petite, horriblement amaigrie, ne pouvait pas rester couchée et jetait les hauts cris quand on essayait de la changer de position. Elle avait l'intelligence ordinaire aux enfants de son âge, répondait avec précision à mes questions et préférait la position assise à toute autre. L'examen de la paroi abdominale ne fit reconnaître de suite une saillie enflammée et phlegmoneuse à l'hypochondre gauche du volume d'un œuf de dinde, et sur le point d'abcéder. La fluctuation était manifeste et le flot de liquide qui venait frapper le doigt explorateur indiquait évidemment un vaste foyer qui devait pénétrer ou plutôt occuper la rate hypertrophiée. Après un instant de réflexion, et pour diminuer les souffrances de la pauvre malade pendant les jours qui lui restaient à vivre, je me décidai à pratiquer sur le point le plus déclive de la tumeur une ouverture de deux pouces environ ; une énorme quantité de pus jaillit aussitôt ; je l'estimai à un demi-litre. La tension des parois abdominales était tellement grande que l'ouverture que j'avais faite prit aussitôt la forme ovale. Le pansement consiste en un cataplasme et un gâteau de charpie ; l'enfant peut se coucher.

La fièvre de continue, redevint intermittente quotidienne, dans les visites successives que je fis à ma malade jusqu'à l'époque de sa mort qui eut lieu le 3 mars, je pouvais apercevoir, à travers l'incision, la vaste cavité formée dans la rate ; il s'écoulait par cette ouverture, je ne dirai pas du pus, mais une sorte de bouillie noirâtre et infecte. J'ai regretté ne pouvoir faire l'ouverture du cadavre pour examiner de plus près les désordres organiques que présentait cette enfant.

Les complications que nous avons signalées, sauf cette dernière, ne portent qu'une atteinte progressive aux sources de la vie. Mais il est d'autres accidents dont l'action immédiate vient la compromettre dans son essence même et frapper souvent les enfants d'une mort instantanée ; nous voulons parler des formes pernicieuses qu'il nous reste à étudier.

Le chapitre suivant fera l'objet de cette étude.

FIÈVRE PERNICIEUSE

La fièvre pernicieuse bien décrite chez l'adulte n'a pas encore été bien étudiée chez l'enfant, et pourtant la pathologie de l'enfance s'est enrichie de nombreux travaux depuis quelques années. Les fièvres intermittentes simples du jeune âge ont été bien décrites par Bouchut, Ebrard, Alaboisette. Quant à la fièvre pernicieuse des jeunes enfants, elle semble encore à l'étude. Est-ce à dire que la fièvre pernicieuse n'existe pas chez eux ! loin de là. M. Jules Simon (1) va jusqu'à dire que plus souvent encore que chez l'adulte, les enfants à la mamelle sont frappés par la fièvre pernicieuse de mille façons différentes. Il ne nous appartient pas de juger la valeur de cette assertion ni de dire ce qu'elle a d'un peu exagéré peut-être ; émanant d'un homme aussi autorisé que M. Jules Simon, nous avons le devoir de la respecter.

La plupart des médecins, d'ailleurs, sont d'accord sur ce point, avec l'éminent clinicien de l'hôpital des Enfants malades.

Quelques praticiens, étonnés du caractère bénin que revêt, dans certains pays, la fièvre intermittente chez les adultes, ont refusé de reconnaître que dans ces mêmes pays, notamment à Alger, la fièvre intermittente pouvait revêtir le caractère pernicieux chez les enfants, et ils ont attribué

1. Conférences thérapeutiques.

les accidents graves que l'on observait chez ces derniers, tantôt à des méningites cérébrales, tantôt à des encéphalites ; que la fièvre pernicieuse chez les enfants puisse revêtir la forme méningitique, non-seulement nous ne le nions point, mais nous dirons même que c'est une des formes habituelles les plus fréquentes, et nous rapporterons des observations où la perniciosité a emprunté le masque méningitique. Mais ne voir dans ces faits qu'une méningite ou une encéphalite, sans relation aucune avec une manifestation paludéenne grave, nous croyons que c'est trop restreindre la pathogénie des manifestations morbides que l'on observe.

La constitution paludéenne peut, dans certains pays, donner lieu chez les adultes à des phénomènes d'intoxication réguliers, bénins en quelque sorte, tandis que chez les enfants, cette même constitution, donnera lieu à des phénomènes irréguliers, et nettement pernicieux ; cela n'a rien qui doive nous surprendre, car la force de résistance physiologique appartenant aux adultes et aux enfants étant beaucoup plus faible chez ces derniers, il suit, toutes choses égales d'ailleurs, que dans la constitution paludéenne où un adulte ne contractera qu'une fièvre intermittente bénigne, un enfant et surtout un enfant à la mamelle pourra fort bien être frappé d'une attaque fébrile pernicieuse.

Ce dernier résultat devient tout à fait explicable si, indépendamment de cette force de résistance moindre chez l'enfant et qui constitue déjà pour lui une prédisposition permanente aux intoxications, vient se joindre un ordre secondaire de causes physiologiques, pathologiques, ou autres causes occasionnelles tendant toutes directement à amoindrir encore cette force de résistance, et augmenter d'autant la prédisposition originelle.

Nous pouvons donc conclure que la fièvre pernicieuse est plus fréquente chez l'enfant que chez l'adulte.

Nous allons étudier maintenant les différentes formes pernicieuses que peut revêtir chez l'enfant la fièvre paludéenne.

FORMES PERNICIEUSES DE LA FIÈVRE INTERMITTENTE.

Chez l'adulte, la fièvre peut devenir pernicieuse.

I. — Par l'intensité inaccoutumée des phénomènes qui caractérisent normalement chaque stade ; de là les formes *algide, ardente, diaphorétique.*

II. — Par l'exagération ou plutôt la localisation insolite sur un des organes ou appareils de l'économie d'un des symptômes ordinaires mais accessoires, du mouvement fébrile ; de là :

La forme cérébrale (délirante, convulsive, comateuse, etc.).

La forme thoracique (cardialgique, dyspnéique, syncopale, pneumonique).

La forme abdominale (cholériforme, dysentérique).

Les auteurs anciens ne mentionnent aucune observation de fièvre pernicieuse chez les enfants à forme *algide, ardente* ou *diaphorétique.* M. Jules Simon croit à la forme *algide.* Nous croyons qu'elle existe réellement, mais non pas dans le sens absolu du mot ; nous voulons dire qu'il s'y joint presque toujours quelques phénomènes nerveux.

L'observation suivante nous en offre un bel exemple.

Observation VIII

Fièvre intermittente pernicieuse à forme *algide*, communiquée par M. Jules Simon à M. Folliet.

Marc A., âgé de 3 ans.

Cet enfant, neveu d'un de nos médecins les plus distingués des hôpitaux, est depuis janvier 1876 sujet à des malaises.

Vers le 15 février, l'attention de son oncle est particulièrement attirée par des accès de froid survenant chaque jour vers onze heures le matin. La face est pâle, les mains sont glacées.

Les accès de refroidissement se caractérisent de plus en plus chaque jour, l'enfant mange encore assez bien quoique moins que d'habitude.

Le 21 février, pendant une sortie en voiture, il est pris de convulsions éclamptiques, sans vomissements.

Jusqu'au 1er mars, grand refroidissement revenant tous les jours, attaque éclamptique.

Le docteur X... diagnostique une épilepsie.

Le docteur Ricord penche pour la fièvre intermittente ; d'autant plus que la sœur de l'enfant est morte de cette maladie.

Le 3. — Le docteur F..., qui suit attentivement la maladie de l'enfant, le trouve très gai. Vers midi, une heure, accès violent de refroidissement. Pouls à 124. Mains glacées.

Le 4. — L'enfant est très gai jusqu'à midi ; il est pris à cette heure-là d'un accès de froid. La nuit est très inquiète. L'enfant a des vertiges, de la céphalalgie, de la raideur dans le cou. On croirait à une méningite, mais il n'a ni vomissements, ni diarrhée, ni ventre creux. Les yeux sont intacts.

Le 5. — Même état. Refroidissement dans l'après-midi. Le pouls monte à 144.

Appelé ce même jour en consultation, M. Simon rejette l'idée d'une méningite et porte le diagnostic de fièvre palustre.

L'enfant prend dans du café 0,70 centigrammes de sulfate de quinine par paquet de 0,10 centigrammes toutes les deux heures, jusqu'à l'ivresse.

Le 6. — L'enfant a 120 pulsations ; les mains sont fraîches, la physionomie est plus ouverte.

Le 7. — Bonne nuit. L'enfant prend du lait, du café, du bouillon; il revient à la vie, il est gai. A sa visite, M. Simon le trouve assis sur un cheval de bois. On continue à donner à l'enfant du sulfate de quinine.

Le mieux s'accentue, les accès de refroidissement sont moins violents ; on continue le sulfate de quinine.

Le 17. — Très bon état général. Appétit. Sommeil. Pas de fièvre. On suspend la quinine. Guérison.

Toutes les formes pernicieuses de la seconde catégorie n'ont point été observées chez l'enfant. M. Jules Simon mentionne les formes convulsive, syncopale, cholériforme, éclamptique. Bouchut admet la forme convulsive, comateuse diarrhéique.

Les recherches auxquelles nous nous sommes livrés nous permettent d'affirmer qu'il existe d'autres formes pernicieuses que celles qui ont été mentionnées par ces deux auteurs telles que : dyspnéique, gangréneuse, pneumonique.

Nous allons commencer par rapporter des exemples des formes les plus fréquentes.

FIÈVRE PERNICIEUSE CONVULSIVE.

A priori, on devait prévoir que cette forme serait la plus fréquente chez l'enfant. La convulsion n'est-elle pas en effet le phénomène dominant par lequel se traduisent toutes les souffrances du jeune âge, se montrant à propos de l'affection la plus grave comme à l'occasion du trouble fonctionnel ou organique le plus léger. Or, dans la fièvre intermittente, il en est de même, et dans la forme la plus simple, les convulsions sont un fait tellement fréquent qu'on pourrait presque le considérer comme normal ; c'est dire que nous ne regarderons pas une fièvre intermittente comme pernicieuse par ce seul fait qu'elle s'accompagne de convulsions ; mais si ce symptôme tend à offrir une intensité exceptionnelle qui mette en danger la vie de l'enfant, s'il s'accompagne en même temps d'un état général très grave on se trouve bien véritablement alors en présence d'une des formes de la fièvre pernicieuse, et nous pourrons, comme M. Galland, la considérer comme telle.

Observation VIII

Fièvre pernicieuse convulsive (1).

Eugène G..., gros, fort et coloré, 30 mois, issu d'une mère bien portante et d'un père toussant habituellement.

Depuis le 15 février, il a eu un peu de fièvre le soir, il est plus irritable, son sommeil est plus agité.

Le vendredi 23, augmentation de la fièvre et de l'agitation dans la nuit ; insomnie, grincement des dents.

Le samedi perte subite de connaissance ; convulsions épileptiformes, face violacée. Je fus appelé à une heure, en l'absence de M. Barjolle, son médecin. Visage turgescent, yeux fermés, pupilles largement dilatées. Collapsus général consécutif à une convulsion qui vient de prendre fin ; quelques grincements de dents ; peau chaude. Trois sangsues aux malléoles. Calomel, 30 centigrammes.

1. Rousseau. *Journal de la société de médecine de Nantes.*

Le soir, je revois ce malade avec M. Barjolle, les convulsions ne se sont point reproduites mais l'enfant semble toujours sans connaissance; les yeux fermés, les pupilles dilatées, quelques grincements de dents encore, un peu d'agitation.

Le 25. — Le sommeil a été bon. La connaissance a été complète. Une fièvre intermittente tierce se déclare les jours suivants et cède au sulfate de quinine.

Nous avons rapporté cette observation pour montrer que ce qui constitue la perniciosité d'une fièvre intermittente peut se manifester comme phénomène initial de la maladie. Ainsi dans ce cas les convulsions, éléments pernicieux, ont été suivies d'une fièvre tierce; dans certains cas, les convulsions s'accompagnent de contractures; l'observation suivante nous en fournit un bel exemple.

Observation IX

Fièvre pernicieuse avec convulsions et contractures (Ebrard).

B.... Jean-Marie, âgé de 8 mois, et sevré depuis 15 jours, a déjà eu quatre accès de fièvre intermittente. Au cinquième accès, convulsions générales, puis contracture du bras et de la main gauche. Les doigts sont fermés convulsivement. L'avant-bras est fléchi. Le moindre effort pour ouvrir les mains, pour étendre l'avant-bras, lui fait jeter des cris déchirants. La contracture finit avec l'accès.

Prescription. — Sulfate de quinine 0,25 centig. L'accès ne revient pas le lendemain. Le remède n'est pas continué. Aussi quinze jours après, retour des accès de fièvre avec contracture du bras et de la main gauche. Je ne puis administrer la quinine qu'après le quatrième accès. La fièvre disparaît, mais la contracture du bras persiste plus d'un mois et demi, toutefois en diminuant chaque jour.

Dans quelques cas on a vu la fièvre pernicieuse convulsive s'accompagner de paralysie.

Observation X

Fièvre pernicieuse convulsive avec paralysie (Ebrard).

M..., du Greffet en Bresse, âgé de 6 mois, prend la fièvre tous les soirs vers les onze heures ; il a froid, il tremble pendant une heure ; ensuite grande chaleur, coloration de la figure. Au huitième accès, pendant la période de réaction, il est atteint de convulsions.

Au neuvième accès, convulsions et paralysie du bras et de la jambe. Les convulsions ne durent qu'un quart d'heure. La paralysie cesse pendant le stade de sueur.

Au dixième accès, convulsions de plus longue durée ; même paralysie de la jambe et du bras droit. Celle du bras persiste après la fin de l'accès.

Le onzième accès ramène les convulsions et les paralysies ; l'immobilité du bras dure deux heures après l'accès.

Je fais avaler de suite à l'enfant 0,12 centig. de sulfate de quinine.

L'accès de fièvre, les convulsions, la paralysie de la jambe cessent.

La paralysie dure encore quelques jours. Le membre fut longtemps d'une grande faiblesse.

FORME ÉCLAMPTIQUE

Après la fièvre pernicieuse à forme convulsive accompagnée ou suivie de contractures ou de paralysies, vient par ordre de fréquence la forme éclamptique.

Observation XI

Fièvre pernicieuse avec éclampsie (Liegey).

Le premier de ce mois, dans l'après-midi, je suis demandé chez un maçon de notre ville pour un enfant de deux ans ; et arrivé près de lui je recueillis de la bouche des parents les renseignements suivants :

Ce petit garçon nourri par sa mère, sevré à l'âge de dix mois, n'a jamais eu de maladie grave. Le travail dentaire s'accompagne depuis quinze jours d'accidents.

Depuis le 26 juin jusqu'au 1er juillet, il y a eu chaque matin une série d'alternatives de pâleur, de coloration vive, de froid, de chaleur, avec ou sans moiteur mais s'accompagnant d'une soif vive ; dans l'invalle, l'enfant paraissait assez bien portant. Le 1er juillet, au milieu des alternatives que j'ai signalées, l'enfant jette un cri, renverse sa tête en arrière, puis est pris de convulsions générales avec écume à la bouche. Après une demi-minute, état comateux très marqué ; l'enfant est en moiteur et vivement coloré ; il manifeste une soif très vive à son réveil.

Le 2. — On vient me chercher en toute hâte. Un nouvel accès éclamptiforme, plus intense que la veille, venait d'avoir lieu ; je trouve l'enfant dans un demi-coma.

Prescription : Sulfate de quinine 40 centig. extrait de quinquina 2 gr., infusion de café torréfié et sucre 40 gr. par cuillerées à bouche de manière que tout soit pris pour le lendemain matin.

Le 3. — Accès bénin semblable à ceux qui ont précédé l'accès pernicieux.

Le 4. — Accès doux ; l'enfant demande des aliments.

Le 5. — L'enfant mange, dose moindre.

Le 6. — Plus de fièvre, bon appétit.

Le 7. — Guérison.

FORME MÉNINGITIQUE

La fièvre pernicieuse à forme méningitique est très fréquente chez les enfants, et nous croyons qu'il a dû arriver souvent aux médecins de diagnostiquer une méningite alors que les phénomènes observés étaient sous la dépendance de la fièvre intermittente. Nous n'insistons pas sur l'importance de cette distinction ; car d'un côté la guérison est presque certaine, de l'autre une issue fatale est la règle.

OBSERVATION XII

Fièvre pernicieuse à forme méningitique (Guiet) (1).

Le nommé B..., enfant de 23 mois, nourri au sein, né avec une prédisposition scrofuleuse et de parents fort pauvres, est pris de malaise, de fièvre, de vomissements, d'inappétence et de constipation. Cet enfant salivait beaucoup.

Ces accidents duraient depuis quelque temps lorsque je fus consulté.

Les vomissements étaient presque continuels, et la fièvre paraissait avoir une recrudescence marquée tous les soirs. La respiration était incomplète, suspirieuse et à un état d'abattement succédait une agitation avec cris de bête fauve surtout la nuit ; la sensibilité des yeux est extrême et amène l'occlusion complète des paupières : je diagnostiquai une méningite aiguë de nature tuberculeuse, vu la constitution de l'enfant.

Cela dura deux jours lorsque le troisième au soir il eut un accès convulsif qui le fit croire mort ; en mon absence on alla chercher un de mes confrères qui diagnostiqua une fièvre cérébrale, il prescrivit des sinapismes.

Le quatrième jour. — Mêmes symptômes.

Le cinquième. — L'enfant est si mal qu'il est difficile qu'il puisse passer la journée, son pouls n'est plus perceptible. J'eus l'idée de ne point le laisser mourir sans protester contre une aussi terrible maladie, je prescrivis sans espoir un gr. de sulfate de quinine en lavement. Les voisins protestèrent en me disant qu'il ne valait pas la peine de tourmenter le malade dans son agonie, je me retirai.

1. *Loc. cit.*

Quelques heures plus tard, à ma seconde visite, je n'entrai qu'en tremblant, croyant avoir à enregistrer un décès ; il n'en était rien. Je le trouvai assis sur les genoux de sa mère, les yeux témoignaient une certaine intelligence ; la mère me prévint qu'il venait d'avoir un tremblement comme une grande personne (suivant son expression).

Je prescrivis deux petits paquets de cinq centig. de quinine à prendre dans une heure avec du café. Le sulfate fut toléré ; dans quarante-huit heures cet enfant revint de la mort à la vie, c'était une résurrection. La fièvre disparut, les accidents cérébraux se dispersèrent ; la convalescence ne fut entravée que par une anasarque légère qui disparut dans quelques jours.

FIÈVRE PERNICIEUSE A FORME CHOLÉRIQUE

La forme cholérique a été signalée par Petzold et Murdel : « chez un très petit enfant, dit le Dr Petzold, le premier accès de fièvre intermittente présenta l'aspect du choléra ; il s'annonça par un refroidissement des extrémités accompagné d'un collapsus avec crampes, coliques, et un vomissement tel que je crus avoir sous les yeux une attaque de choléra mortel ; je ne fus mis sur la voie que par le retour de la chaleur et la répétition de nouveaux accès. »

« Dans cet âge, dit M. Burdel (1), il n'est pas rare de trouver, pour tout caractère de l'impaludation, de la diarrhée et des vomissements presque incoercibles qui ne présentaient pour tout type de périodicité que quelques heures de calme. Ce sont ces cas que l'on peut regarder comme de véritables faits de choléra infantile et dans lesquels on est heureux de retrouver un peu d'intervalle pour arrêter à temps les progrès de cette terrible affection et soustraire l'enfant à une mort certaine. »

1. Traité des fièvres.

FORME DYSPNÉIQUE.

La forme dyspnéique, quoique moins fréquente que les précédentes, a été observée quelquefois. Guiet en a rapporté deux curieux exemples.

Observation XIII

Fièvre pernicieuse à forme dyspnéique (Guiet)

Au mois de juillet 1850, je fus appelé sur la route de Tours pour un petit enfant de trois mois nourri au biberon et qui était indisposé depuis quelques jours.

Depuis trois ou quatre jours la nourrice demandait instamment aux parents un médecin, trouvant son nourrisson fort souffrant ; mais par une sorte de fatalité, quand ceux-ci se rendaient auprès de leur enfant ils le trouvaient bien, taxaient la nourrice d'exagération et repartaient fort mécontents. Cependant pour n'avoir rien à se reprocher la grand'-mère de l'enfant vint me prier d'aller le voir. J'y fus avec elle. Chemin faisant, elle eut soin de me prémunir contre la nourrice. Je trouvai cet enfant assoupi ; il avait du malaise et buvait avidement par intervalles.

Les cuisses et le pourtour de l'anus ne présentaient point l'érythème de l'entéro-colite. Je lui trouvai les extrémités fraîches, le pouls fréquent, serré, petit. La respiration s'accélérait rapidement pendant ma visite, je fis remarquer le refroidissement des extrémités et cette accélération des mouvements respiratoires, et demandai à la nourrice si ces phénomènes étaient permanents.

Cette femme me répondit que non ; que cela lui prenait de temps à autre, *qu'il menaçait d'étouffer ; qu'il devenait bleu ;* que ces accidents cessaient comme par enchantement quand ses parents arrivaient, et qu'en somme son nourrisson était plus malade qu'on ne le pensait. Prévenu sur le compte de cette femme, je n'attribuai pas toute l'importance qu'ils méritaient à ses renseignements, et je partis convaincu qu'il n'y avait aucun danger immédiat. L'enfant mourait quatre heures après ma visite. La dyspnée avait progressivement augmenté et avait tué le malade.

Autre observation du même auteur.

Observation XIV.

Deux mois après la mort si rapide et si peu prévue du malade dont je viens de tracer l'histoire, une petite fille de trois ans m'offrit à peu près les mêmes accidents ; je vis cette enfant le quatrième jour de sa maladie ; elle avait une diarrhée légère, ce qui ne l'empêchait pas de manger. Je crus reconnaître les symptômes d'une fièvre continue légère ; la fièvre était forte, 150 pulsations, langue sèche, le ventre tendu dans la soirée, au dire de la mère, l'enfant était plus mal, elle accusait du froid, toussait beaucoup, semblait gênée dans la respiration ; puis elle finissait par s'assoupir avec un peu de moiteur.

La poitrine auscultée avec soin présente quelques râles muqueux insignifiants ; je purgeai avec du jalap.

Le lendemain, la malade semble un peu mieux, le ventre est moins dur ; je fus rassuré pourtant, je prescrivis un lavement au sulfate de quinine à prendre dans la matinée.

Le lendemain on vint me prévenir que l'enfant avait succombé dans la nuit à un accès de suffocation et de toux. La mère avait négligé de donner le lavement.

Petzold a aussi observé cette forme pernicieuse. « Chez un enfant, dit-il, il y avait une dyspnée si intense et un point de côté si douloureux que j'eusse diagnostiqué une pleurésie, s'il n'était survenu un second et un troisième accès. »

FORME GANGRÉNEUSE

Observation XV

(Ebrard de Bourg. *Union médicale* 1848. — Fièvre intermittente avec complications de gangrène).

Le 26 juillet 1848, un enfant âgé de 11 mois me fut apporté par la femme Lebon, de Saint-Paul de Vorax, en Dombes. Bien conformé, il jouissait, huit jours avant, d'une parfaite santé; sa mère qui le nourrissait, était une personne fort bien portante.

L'enfant avait commencé à être malade le 22 juillet vers trois heures de l'après midi; il était devenu triste, abattu; sa figure était colorée, il buvait avec plaisir.

Les 23 et 24 juillet. — Dans la soirée, apparition des mêmes symptômes. Les parents remarquèrent qu'ils avaient été précédés par la pâleur de la figure, par la teinte bleuâtre des paupières et des lèvres.

Le 25. — Bien-être le matin; le soir, accès de fièvre. L'enfant se plaint d'avoir mal au bras gauche. La main est légèrement enflée; sueur, colorations anormales.

Le 26. — La main et l'avant-bras gauche sont tuméfiés et bleuâtres; la cheville du pied gauche est également enflée. Les parents se décidèrent à me faire voir leur enfant : il n'a pas de fièvre, il a demandé à manger.

A cinq heures du soir, lors de ma visite, les doigts, la main et l'avant-bras du côté gauche, jusqu'à 6 centimètres au-dessous du coude, sont tuméfiés et d'un noir bleuâtre.

Le bras est également enflé, parsemé de taches violettes, entourées de jaune avec des arborisations rouges.

La cheville du même côté présente de la tuméfaction, avec coloration d'un rouge violet au centre. La jambe est œdématiée. La joue droite est d'un rouge violet brillant. La peau du bras malade est un peu froide au toucher (je crois me rappeler, mais mes notes me font défaut sur ce point, que ce membre était peu sensible à la pression). La peau du corps et celle de la figure ont une chaleur assez élevée. La langue est d'une couleur normale ; aucune douleur dans le ventre. Constipation depuis deux jours ; les pupilles sont dilatées. L'enfant est assoupi. — Le cas me paraissant très grave, je soumets le jeune malade à l'examen de M. le docteur Ollivier, lequel est auteur d'un traité sur les fièvres pernicieuses. Ce médecin reconnaît une gangrène paludéenne ; il est d'avis de faire appliquer quatre sangsues sur l'épaule gauche, d'entourer le membre et le pied malades avec des cataplasmes de quinquina camphré. J'adopte l'opinion du docteur Ollivier. Quatre sangsues sont posées de suite ; une refuse de piquer, trois se détachent de bonne heure, et périssent aussitôt après leur chute. Les cataplasmes de quinquina saupoudrés de camphre sont continués. En outre, je fais prendre à l'enfant, toutes les heures, une demi-cuillerée à soupe de sirop de quina.

Le 27. — Tout l'avant-bras et la partie inférieure du bras sont noirâtres ; l'enflure a monté jusqu'à l'épaule ; l'état de la jambe et du pied est le même. L'enfant a dormi.

Prescription : Continuation du cataplasme de quina. Acide arsénieux 1/50 de grain en 2 prises.

Fièvre un peu moins intense dans la soirée ; une selle sans odeur.

Prescription : Cataplasmes et sirop de quina.

Le 28. — Le pied et la jambe ont désenflé ; ils sont revenus à l'état naturel ; la tuméfaction et la couleur violette du bras ont cessé d'augmenter. — Prescription : cataplasmes de quina camphrés.

Acide arsénieux 1/40 de grain en 2 prises. Sirop de quina.

Le soir, fièvre nulle, une selle naturelle.

Le 29. — Une phlyctène se montre sur le dos de la main ; rompue, elle laisse s'écouler une sérosité grisâtre. L'enflure a diminué, les arborisations rouges n'existent plus ; la couleur noirâtre du bras a disparu. — Prescription : poudre de charbon sur la plaie de la main. Cataplasmes et sirop de quina.

Le 30 *et le* 31. — L'amélioration va croissant. — Prescription fomentation avec une décoction de quinquina. Sirop de chicorée (l'enfant n'était pas allé à la selle depuis le 28 juillet).

Le 10 *août.* — L'enfant est guéri ; il ne lui reste plus qu'une petite plaie sur le dos de la main.

Le 30. — Il est atteint de nouveau par une fièvre intermittente très intense ; elle cède à l'emploi de la quinine brute.

FORME SYNCOPALE.

OBSERVATION XVI

Fièvre pernicieuse à forme syncopale (Zenard). Union médicale 1851.

Marie X... petite fille âgée de 2 ans et demi, très irritable, d'un naturel jaloux, était tombée malade le 10 mai. Le 11, à midi, sa mère l'apporta au docteur Zenard dans un état d'anéantissement complet, la peau froide et couverte d'une sueur glacée ; elle était dans cet état, depuis neuf heures du matin ; la veille elle s'était trouvée dans le même état à 10 heures du matin ; cet état avait persisté jusqu'à 2 heures de l'après-midi. A 4 heures elle était réchauffée mais hargneuse (0,20 centig. de sulfate de quinine dans 4 gr. de sirop de sucre). On eut beaucoup de peine à lui faire prendre le fébrifuge, et une partie fut perdue. Le 12, à 7 heures du matin ; anéantissement, pouls petit, misérable ; cet état dura jusqu'à 5 heures du soir.

Même prescription : plus un lavement au sulfate de quinine.

Le 17. — Dès 2 heures du matin sueur froide qui se prolonge toute la journée et ne cesse que dans la nuit ; la mère profite d'un moment d'apyrexie pour faire prendre à sa fille deux pilules de un décigr. de quinine et un lavement avec 0,30 centig. de sel quinique.

Le 14. — L'accès revient à 8 heures du matin, et dura 4 heures. Même prescription.

Le 15 et le 16. — L'accès reparut mais plus court, même prescription.

Le 17. — L'accès ne reparaît pas.

Convalescence très longue.

FIÈVRE LARVÉE

On appelle ainsi une manifestation de l'intoxication palustre non accompagnée de symptômes fébriles. Les auteurs signalent plusieurs formes de fièvres larvées. M. Jules Simon rapporte l'observation d'un enfant de deux ans, né à Bucharest où il avait été atteint de fièvre palustre, et qui lorsqu'il fut amené par sa mère chez ce médecin, présentait tous les signes d'un torticolis très prononcé qui fit songer tout d'abord à un mal de Pott de la partie supérieure de la colonne vertébrale. Ce torticolis n'était autre chose que le résultat d'une contracture douloureuse du sterno-cléido-mastoïdien revenant tous les jours à peu près à la même heure et disparaissait ensuite. L'enfant reprenait alors peu à peu sa gaieté et son entrain habituel.

Il n'est pas trace ici, comme nous le voyons, du moindre accès fébrile, et nous pensons que ce cas peut être considéré comme un exemple bien manifeste de la forme larvée de l'intoxication palustre, dans le sens qu'il faut attacher véritablement à cette expression, celui d'une manifestation symptomatique intermittente d'origine maremmatique et non fébrile.

La forme larvée convulsive n'est pas très rare, et elle est fort dangereuse ; elle devient souvent pernicieuse. Pendant une épidémie qui sévissait à Lescheroux, en Bresse, le Dr Bouveret fut appelé auprès d'un enfant qui dans le cours des deux jours précédents, avait eu des convulsions à peu près à la même heure ; éclairé par la constitution médicale régnant dans le pays, par la marche et la forme de la maladie, par l'hypertrophie de la rate qui existait déjà chez le jeune malade, M. Bouveret déclara aux parents que l'enfant était atteint de fièvre pernicieuse, et il conseilla le sulfate de quinine. Les parents ne furent pas satisfaits de l'opinion émise par cet honorable praticien et administrèrent les vermifuges ; les convulsions revinrent avec le troisième accès et tuèrent l'enfant.

Observation XVII (personnelle)

Fièvre larvée — (bâillement)

Jeanne P., âgée de 3 ans, née à Paris, est mise en nourrice dans le Cher, près d'un village où les fièvres intermittentes sont endémiques.

La dentition n'a été marquée par aucun phénomène morbide ; pas de diarrhée ; pas de convulsions, pas d'éruptions cutanées, pas de rougeole, pas de scarlatine. Elle rentre à Paris à l'âge de deux ans, en parfaite santé apparente ; teint frais, gaîté habituelle aux enfants de son âge, reste dans cette ville deux mois, et repart pour le Cher. A peine y avait-elle passé quelques semaines qu'elle est prise d'accès fébriles revenant tous les deux jours. Prescription : sulfate de quinine.

Les accès deviennent quotidiens et disparaissent après sept ou huit jours de traitement. La rate dont le volume avait sensiblement augmenté reprend ses dimensions normales. La guérison est complète, et l'appétit quoique n'ayant pas diminué d'une manière notable lors des accès, est devenu, cependant meilleur. Cet état dure six mois

L'enfant est de nouveau envoyée dans le Cher pendant quelques jours et revient à Paris malade comme précédemment ; mais la fièvre n'a plus la même forme, elle a revêtu la forme larvée.

Cette enfant est prise tous les jours à dix heures du matin d'un bâillement incessant qui dure jusqu'à deux heures de l'après-midi ; au début, la mère ne s'expliquant pas ce curieux phénomène et croyant, nous dit-elle, que son enfant avait faim, lui faisait prendre quelques aliments ; mais son enfant bâillait toujours.

Prescription. — 1° Une cuillerée à café de vin de quinium de Labarraque avant le repas.

2° Une cuillerée à café au milieu de chaque repas de la solution suivante :

Arséniate de soude.	0,5 centig.
Eau distillée	250 gr.

Après huit jours de ce traitement, la mère nous rapportant son enfant, nous apprend que le bâillement dure moins de temps, que l'appétit de sa fille est meilleur.

Même prescription.

Huit jours après, le bâillement dure à peine quelques minutes.

Observation XVIII (personnelle).

Fièvre larvée (cris, terreurs nocturnes).

Marie C..., âgée de 3 ans, dont le père est mort d'un accident de voiture, et dont la mère est très bien portante.

Cette enfant a été élevée dès l'âge de 7 mois à Saint-Cristophe dans l'Indre, elle est à Paris depuis le 1er janvier 1881. Sa maladie date de son séjour dans l'Indre, car bien qu'elle n'ait pas présenté des phénomènes certains d'intoxication palustre pendant le temps passé dans ce département, la mère nous apprend que son enfant n'a pas cessé de maigrir pendant son séjour à Saint-Cristophe.

Arrivée à Paris, elle présenta les symptômes suivants :

Réveil en sursaut toutes les nuits vers 2 heures du matin ; l'enfant s'agite, croit voir des chiens, des chevaux, des bœufs se précipiter sur elle ; pas de chaleur à la peau.

L'examen de tous les organes ne permet pas de constater d'altération intérieure, si ce n'est une augmentation considérable de la rate.

Prescription, 0,30 centigrammes de sulfate de quinine dans du café, en deux fois.

Huit jours après, l'enfant présente une amélioration sensible.

On ajoute la solution arsénicale au traitement.

Huit jours après, guérison.

ANATOMIE PATHOLOGIQUE

Que l'infection paludéenne ne réveille pas le même écho symptomatique chez un nouveau-né et chez un homme fait, cela se comprend et s'explique aisément par la différence même du terrain où se développe la maladie dans les deux cas; mais qu'un poison, un et toujours identique à lui-même, produise dans l'organisme des lésions variables avec l'âge des sujets, cela ne se comprendrait pas. Les lésions sont donc les mêmes dans les deux cas; nous allons les rappeler d'une façon sommaire.

État du sang. — L'altération du liquide sanguin est caractérisée par une diminution rapide et considérable des globules rouges, et une forte diminution de l'albumine.

Quant à cette autre altération qui consiste dans l'accumulation dans le sang, les vaisseaux, les tissus, les principaux organes tels que le foie, le rein, le cerveau « d'un pigment grenu de couleur jaune-rouge » (Hirtz); quant à la mélanémie en d'autres termes, qu'on observe chez l'adulte particulièrement dans les fièvres graves, il est probable qu'elle peut se retrouver également chez l'enfant, ainsi que l'atteste d'ailleurs cet aspect basané gris, noirâtre, ardoisé de la peau que les auteurs signalent dans les pays à endémie palustre chez les jeunes sujets atteints de fièvres intermittentes invétérées.

État de la rate. — Nous avons vu que chez l'enfant comme chez l'adulte l'augmentation du volume de la rate était un phénomène constant, et nous verrons bientôt toute l'importance que l'on peut retirer de ce signe, quand nous parlerons du diagnostic.

Au début il y a une simple congestion de l'organe splénique ; la rate, plus tard, devient molle, friable, présente une coloration rouge foncé intense. Quand la fièvre devient chronique on voit souvent la rate s'indurer et acquérir une densité considérable.

État du foie. — L'augmentation du volume du foie a été notée par quelques auteurs. Schnitzer a même dit que le foie se tuméfiait toujours, et la rate jamais. Quelquefois la pression sur l'hypochondre droit détermine une légère douleur.

État des reins. — Les reins sont souvent atteints, surtout dans la période cachectique.

DIAGNOSTIC

Le diagnostic de la fièvre intermittente, si facile chez l'adulte où cette maladie affecte des allures si caractéristiques, présente au contraire chez l'enfant la plus grande difficulté, difficulté dépendant de trois causes principales.

1° *Age.* — Le jeune âge des sujets, dit Roger, est un obstacle à l'expérimentation, puisque dans l'immense majorité des cas, ils n'avertissent pas de l'invasion du stade de froid, et qu'ils sont d'ailleurs presque toujours incapables de raisonner leurs sensations ; aussi le médecin doit-il examiner l'enfant aussi souvent que possible à des heures différentes, et recommander aux mères ou aux nourrices d'observer ce qui se passe avec la plus scrupuleuse attention.

2° *Allure clinique spéciale.* — Le cachet spécial par lequel se manifeste, chez l'enfant, l'intoxication palustre peut souvent faire méconnaître la maladie, et si on n'est pas prévenu de ce fait, on peut attribuer les symptômes observés à toute autre maladie que celle à laquelle ils appartiennent.

3° *Accès intermittents symptomatiques.* — Les différents états morbides dans lesquels on peut rencontrer ces accès symptomatiques sont :

La coqueluche.

Les affections des voies respiratoires.

Les affections des voies digestives.

Les fièvres éruptives.

Quelquefois enfin les vers intestinaux, une simple indigestion, une éruption des dents, peuvent provoquer des accès de fièvre intermittents en tout semblables à ceux de la fièvre palustre. On voit par cette énumération, combien il est épineux d'arriver à un diagnostic certain ; aussi Galien, s'il eût connu les fièvres intermittentes chez l'enfant, n'aurait point exigé des médecins même des plus expérimentés et des plus habiles, cette sûreté de jugement qu'il demandait, lorsqu'il voulait que dès le premier accès le praticien sût et en distinguer l'espèce et dire si la fièvre serait tierce ou quarte. « *Tertianam quidem a quartana qui, primo statim die, nescit distinguere, neque omnino medicus est.* »

Pour arriver au diagnostic il faut bien se rappeler les symptômes principaux de cette maladie :

Accès quotidiens.

Stade de chaleur très marqué.

Variations fréquentes des heures du paroxysme.

Hypertrophie de la rate.

Apyrexie peu manifeste.

Que l'enfant présente ces phénomènes dans une localité, une maison, une famille, où la fièvre intermittente aura déjà frappé d'autres individus ; qu'il n'offre d'ailleurs à l'observation aucune lésion appréciable capable d'expliquer cette réaction fébrile ; nous disons qu'alors on aura tout droit de conclure qu'il est atteint de fièvre intermittente. Si les accès de fièvres sont symptomatiques, outre les signes négatifs (pas d'apyrexie bien manifeste, pas d'hypertrophie de la rate), on pourra constater le plus souvent, pour peu que l'on veuille examiner son malade avec une minutieuse attention, des signes caractéristiques de l'altération profonde des organes souffrants ; et s'assurer par là de la cause incontestable de ces mouvements fébriles. La persistance de la fièvre et le manque d'hypertrophie de la rate voilà les deux grands caractères de l'accès symptomatique.

L'observation suivante que nous empruntons à Bouchut (1) offre un bel exemple d'accès symptomatiques.

Observation XIX.

Accès de fièvre symptomatique d'une tuberculisation pulmonaire.

Marguerite, âgée de 5 ans.

Dans ses premières années, elle a eu des gourmes, quelques glandes, la varioloïde, la rougeole, mais jamais de convulsions ni de diarrhée. Il y a trois mois elle a eu la grippe pendant quinze jours, et depuis elle ne s'est pas bien rétablie ; elle tousse beaucoup et est prise tous les jours, à une heure, de frisson et de tremblement ; elle se plaint alors du froid et demande à se mettre au lit. Après y être restée quatre à cinq heures, sue, et veut se lever ; l'appétit est presque nul, le sommeil bon ; il n'y a ni vomissements ni diarrhée, mais l'enfant maigrit visiblement, et la fièvre ne la quitte jamais complètement.

On constate de la matité dans le côté droit de la poitrine en arrière, et en ce point la respiration est rude et soufflante ; le rétentissement de la voix est facile à apprécier, ainsi que les râles sous-crépitants et muqueux. La rate n'est pas volumineuse, l'accès fébrile est ici symptomatique de la tuberculisation du poumon droit qui se ramollit.

Le diagnostic des formes pernicieuses est encore plus difficile dans certains cas. Dans les pays à endémie pa-

1. *Gaz. des hôpitaux*, 1858.

ustre et lorsque les accidents pernicieux se manifestent secondairement, c'est-à-dire après une ou plusieurs attaques de fièvre, le diagnostic est très facile. Dans les pays salubres, au contraire, et lorsque les accidents pernicieux sont *primitifs*, c'est-à-dire qu'ils se manifestent comme phénomènes initiaux de l'empoisonnement maremmatique, le diagnostic est souvent impossible ou du moins d'une extrême difficulté. Le mal surprend alors le médecin par sa soudaineté même, et dans quelques cas le diagnostic est fait rétrospectivement.

PRONOSTIC

La fièvre intermittente simple chez les enfants ne doit pas être considérée comme une affection bénigne et de peu de gravité. Dans la plupart des cas, il est vrai, la fièvre ne met pas en danger les jours de l'enfant, et il est rare que par un traitement bien dirigé on ne puisse se rendre plus ou moins aisément maître de tous les accidents. Cependant même ici, le pronostic est toujours sérieux et ne doit pas être porté à la légère ; il faut toujours se rappeler que des accidents pernicieux viennent plus souvent qu'on ne le pense compliquer les affections du jeune âge. Un praticien prudent doit toujours être sur ses gardes ; il vaut mieux administrer en vain le sulfate de quinine que d'avoir à se reprocher d'avoir négligé un aussi puissant fébrifuge.

Le pronostic dépend du type de la fièvre, de l'âge du malade, et de la forme que revêt la manifestation morbide.

Type de la fièvre.

Nous avons dit que chez les enfants le type le plus fréquent est le type quotidien ; c'est aussi le type le plus facile à guérir. Plus la fièvre intermittente s'éloigne de ce type, plus tenace et plus opiniâtre est la maladie. Il suit de là que la fièvre *quarte* est de toutes, celle qui dure le plus longtemps. L'imprécation latine *quartana te teneat,* dont il ne serait pas difficile de trouver des équivalents en français, semblerait prouver que dans l'antiquité cette observation n'aurait pas plus échappé au vulgaire qu'au médecin.

Le diagnostic dépend encore de l'âge du sujet et surtout de la forme que revêt la fièvre.

Plus l'enfant sera jeune, plus le pronostic sera grave et méritera une sérieuse attention avant d'être porté par le médecin.

Quant à la forme pernicieuse de la fièvre il suffit de la signaler, pour savoir quelles réserves comporte dans ces cas le pronostic.

TRAITEMENT

Naturam morborum curationes ostendunt
(HIPPOCRATE).

Le traitement doit être divisé en *traitement prophylactique*, et en *traitement de la fièvre déclarée.*

Le traitement de la fièvre déclarée peut lui-même se subdiviser en *traitement curatif*, c'est-à-dire ayant pour but d'empêcher le retour des accès, de couper la fièvre, comme on dit, et en *traitement palliatif*, c'est-à-dire ayant pour but de favoriser l'apparition des stades successifs de l'accès et de les contenir dans les limites les plus étroites possibles, quant à leur durée et à leur intensité.

Nous parlerons ensuite du traitement des complications.

TRAITEMENT PROPHYLACTIQUE

Le traitement prophylactique ressort des divers modes d'impaludation. Pour soustraire l'enfant à l'impression du miasme paludéen, il ne faut point le promener dans les endroits qui sont à proximité d'étangs, de marais quelconques, d'eaux stagnantes et croupissantes. On évitera surtout de permettre aux enfants de jouer, de s'amuser, de folâtrer près de ces mêmes lieux le soir après le coucher du soleil, car les expériences de M. Jacquot (1) prouvent

1. *loc. cit.*

que l'intensité morbifique des miasmes est plus forte à cette heure qu'aux autres époques du nycthemère.

Il faut bien se garder de faire boire aux enfants des boissons préparées avec de l'eau stagnante ou marécageuse. Enfin comme il est possible que la fièvre intermittente soit transmissible de la nourrice au nourrisson par l'intermédiaire du lait, il faudra éviter de prendre pour nourrice une femme impaludée, et si l'impaludation survenait pendant la lactation, il faudrait se hâter de changer de nourrice ou de sevrer l'enfant, si son âge le permettait.

Tels sont les moyens prophylactiques que l'on peut opposer avec succès à la fièvre intermittente. Abordons maintenant le traitement palliatif.

TRAITEMENT PALLIATIF

La marche qu'il faut suivre dans le traitement pendant les accès est indiquée par les symptômes différents qui se développent et se succèdent pendant la durée des trois stades : *froid*, *chaleur*, *sueur*.

Les petits malades ont-ils froid, on doit leur faire boire quelques cuillerées d'une infusion chaude théïforme, les envelopper de linges chauds, les couvrir davantage ; ou bien la mère les prendra dans ses bras et les réchauffera de sa propre chaleur.

Pendant le stade de réaction fébrile, on pourra leur donner des boissons légèrement froides, les découvrir un peu. Si le sang se porte avec violence à la tête ou à la poitrine, l'application aux jambes de cataplasmes sinapisés ou même celle d'une ou deux sangsues, sont utiles.

Lorsque l'enfant est en sueur, on doit exercer sur lui une surveillance toute spéciale ; il faut veiller à ce qu'il ne se découvre pas trop, à ce qu'il ne se refroidisse pas brusquement ; l'œdème général, l'hydropisie, l'ascite, que nous avons mentionnés dans les complications n'ont souvent pas d'autres causes que cette imprudence.

TRAITEMENT CURATIF

Nous venons de voir que pour le traitement palliatif une bonne hygiène suffisait souvent et était seule indiquée. En est-il de même pour le traitement curatif ? Non certes. L'hygiène est désarmée en face du principe miasmatique introduit dans l'organisme, l'hygiène toute-puissante dans la prophylaxie de la fièvre palustre reste absolument inerte lorsque la maladie est déjà déclarée. L'hygiène ne peut rien sur le principe lui-même, alors que l'économie en est imprégné, elle doit céder sa place au quinquina, véritable remède spécifique, s'il peut y avoir des spécifiques.

Sans vouloir faire l'histoire du quinquina nous ne pouvons nous interdire de rappeler qu'il a été introduit en France en 1715 et qu'il y trouva de nombreux détracteurs. Il ne fut réellement accepté qu'après la guérison de Louis XIV obtenue par un empirique anglais du nom de Talbot. Dès lors sa réputation fut conquise et quand en 1820, Pelletier et Caventon en découvrirent un des principes le plus actif, les recherches instituées par un grand nombre de médecins et de chimistes lui assignèrent un rang de premier ordre qu'il n'a point perdu ; et le sulfate de quinine se substitua à juste titre aux autres préparations de quinquina, dans le traitement des manifestations aiguës de l'impaludisme.

Les principales formes pharmaceutiques du quinquina sont : la poudre, la décoction, l'extrait, la teinture, le quinium, le sirop, les vins, et les sels de quinine.

L'amertume de la poudre et de la décoction de quinquina les a fait rejeter de la thérapeutique infantile. Le sirop de quinquina, quoiqu'il ne soit pas complètement dépourvu de cette amertume est bu sans répugnance par les enfants ; il ne doit être employé que dans les fièvres peu intenses non compliquées de l'irritation des premières voies. A petites doses dans les fièvres intenses, il a une action trop faible ; à hautes doses il produit l'irritation de l'estomac, de la céphalalgie, des dyspepsies, du vertige. L'usage de ce sirop à petites doses combat avec succès l'état d'atonie, de débilité qui subsiste souvent après la disparition d'une fièvre d'accès.

Les grands bains dans une décoction de quinquina sont regardés maintenant comme inefficaces.

Le quinium ou extrait alcoolique de quinquina à la chaux a été préparé par M. Labarraque.

C'est, d'après M. Simon, un très bon agent thérapeutique, très riche en quinine ; on l'emploie surtout sous la forme de vin de quinium chez les enfants. Le vin de quinium renferme pour 1000 grammes, 1 gramme 50 centigrammes de sulfate de quinine et 1 gramme 50 centigrammes de sulfate de cinchonine. Le quinium renferme pour 4 grammes 50 centigrammes, 1 gr. de sulfate de quinine et 50 centig. de cinchonine.

Les vins de quinquina peuvent être divisés en deux classes : les vins médiocrement alcooliques et les vins fortement alcooliques. Les premiers se préparent avec des vins de Bordeaux ; les seconds avec des vins de Madère ou de Malaga.

Toutes ces préparations sont bien peu usitées dans la thérapeutique infantile, au-dessous de deux ans. M. Simon n'emploie que le sirop de quinquina à la dose d'une cuillerée à café par jour. Arrivons au sulfate de quinine.

Sulfate de quinine.

Le sulfate de quinine qui, sous un petit volume, réunit les éléments actifs du quinquina, est préférable à toutes les autres préparations pharmaceutiques, mais son amertume et son peu de solubilité en rendent l'administration difficile.

Administration du sulfate de quinine chez les enfants au-dessous de deux ans.

Lorsque l'enfant n'est pas sevré, lorsque la nourrice a la fièvre, la manière convenable d'administrer la quinine à l'enfant est de faire prendre cette substance à la femme. Ebrard a préconisé ce mode d'administration. L'observation I prouve en effet que c'est un excellent moyen, puisque l'enfant a dû sa guérison au sulfate de quinine pris de cette manière.

Louis a rapporté une observation qui est moins concluante, puisque la guérison n'a pas été complète ; mais l'amélioration sensible qu'a présentée l'enfant, sitôt l'ingestion du médicament par l'intermédiaire de la nourrice, mérite d'être signalée ici.

Lorsque l'enfant est sevré, il faut avoir recours à un autre mode d'administration. On peut se servir de la forme pilulaire. On fait préparer des pilules argentées de un centigramme de sel quinique que l'on incorpore dans une substance sucrée gélatiniforme facile à avaler sans être trop divisée. L'enfant prend ainsi très souvent le médicament; mais malheureusement il arrive quelquefois que les enfants, soit par gourmandise, soit par curiosité, croquent les pilules avant de les avaler : le goût amer que leur communique alors le sulfate de quinine est un obstacle insurmontable pour une administration ultérieure. Il faut renoncer aux pilules.

Délayé dans un peu de sirop, dissous dans l'eau sucrée, le sulfate de quinine est refusé par la plupart des enfants. Si on le leur fait prendre de force, ils ne tardent pas à le rejeter. Un excellent moyen de leur faire accepter aisément le sel de quinine est de le dissoudre dans du café noir. Les enfants avalent cette boisson sans trop de répugnance, pourvu que la dose du médicament ne soit pas trop élevée. Valleix reproche à l'infusion de café d'être très excitante; mais de l'aveu de ce praticien lui-même, cet inconvénient est évité, lorsqu'on s'y prend de la façon indiquée par Ebrard. Celui-ci délaie la poudre de sulfate de quinine dans quelques gouttes d'une infusion de café torréfié, puis il ajoute une infusion quelconque en quantité nécessaire pour détruire la saveur amère du médicament (30 gr. pour 15 centigr. de sel quinique); il sucre le mélange, et ajoute du lait. Les enfants prennent cette boisson sans répugnance.

La voie intestinale est assurément la meilleure chez les

enfants dont nous parlons. Donnée en lavement la solution du sel fébrifuge est absorbée rapidement ; mais les lavements de quinine ont cet inconvénient de ne pas être tolérés longtemps par l'intestin. On a l'habitude de mêler quelques gouttes d'acide sulfurique à l'eau dans laquelle on veut dissoudre le sulfate de quinine. Ajouté en excès, cet acide est très dangereux. Ébrard a vu un enfant auquel on avait donné un lavement de quinine contenant une trop grande quantité d'acide sulfurique être en proie à des coliques affreuses. Valleix blâme cette addition de quelques gouttes d'acide sulfurique, il trouve ce procédé vicieux. « Chez des malades, dit-il, aussi délicats que les enfants à la mamelle, il faut se contenter de donner le sulfate de quinine dans un liquide émollient ; une partie ne se dissoudra pas et restera en suspension, mais c'est un inconvénient beaucoup moindre que celui qui peut résulter de l'addition de l'acide sulfurique. »

En s'entourant de certaines précautions, la voie intestinale reste la meilleure : ces précautions ont été nettement indiquées par M. Jules Simon. Donner le lavement de sulfate de quinine avec une petite séringue en verre ou en étain de façon à être bien sûr que tout le liquide injecté passe dans l'intestin et qu'il n'en reste pas la moitié au fond de la seringue ou de l'irrigateur.

2° N'injecter à la fois que la valeur de deux à trois cuillerées à bouche seulement.

3° Administrer une dose double de celle qu'on aurait donnée par la bouche, le mucus alcalin qui recouvre la muqueuse rectale en neutralisant en partie l'absorption ?

4° Enfin, ajouter une goutte de laudanum pour stupé

fier la muqueuse rectale et empêcher que le lavement ne soit pas trop tôt rejeté.

Grâce à ces précautions, on peut être certain que la médication sera efficace. On peut employer, concurremment avec les lavements, les frictions quiniques sous les aisselles, aux jarrets, aux plis de l'aîne, avec une pommade composée de parties égales de cold-cream et de sulfate de quinine.

Frictions.

L'administration du fébrifuge par les frictions au moyen d'une pommade au sulfate de quinine peut aussi réussir quelquefois chez les enfants très jeunes, mais à la condition d'employer une pommade très chargée de sulfate.

L'observation suivante, que nous empruntons à Ébrard, semble le prouver.

Observation XX

Un enfant âgé de 6 mois, en nourrice dans les Dombes, prend la fièvre intermittente le même jour que la femme qui l'allaitait ; celle-ci a eu la fièvre tierce, tandis que l'enfant a un accès de fièvre tous les jours à deux heures ; ses parents le ramènent à Bourg et le nourrissent au biberon.

L'enfant est d'une grande maigreur, la rate dépasse les côtes en forme de languette ; les accès de fièvre sont caractérisés par le froid, la pâleur, puis la coloration rouge de la face, la chaleur, la soif ; grand abattement, toux légère.

Le 9 septembre. — Après le dixième accès, je remets aux parents une pommade de 4 grammes d'axonge et de 8 grammes de sulfate de quinine ; le soir du même jour et dans la matinée du 10 septembre, l'enfant est frictionné avec cette pommade aux aisselles et sur la région de la rate.

Le 6. — L'accès retarde de six heures, il est moins intense ; frictions avec 8 grammes de sulfate de quinine en pommade.

Le 11. — L'accès ne reparaît pas, l'enfant n'éprouve aucun malaise.

Administration du sulfate de quinine aux enfants au-dessus de deux ans.

Chez les enfants au-dessus de deux ans et jusqu'à l'âge de quatre à cinq ans, la voie buccale doit être préférée, puisqu'elle est plus sûre et qu'on peut y avoir aisément recours. M. Jules Simon donne alors le sulfate de quinine, soit dans du café, soit dans de la glycérine sucrée avec du sirop tartrique, soit dans de petites pilules de 1 centig. argentées et noyées dans de petits amas de confitures de groseille.

A cet âge, on pourra également avoir recours au sirop de quinquina chargé de teinture, qu'on fait prendre avant le principal repas de l'enfant.

Quinine brute.

Trousseau, se fondant sur ce que cet alcaloïde est tout aussi fébrifuge que le sulfate de quinine, qu'il a d'ailleurs sur ce dernier l'avantage d'être insipide ; et qu'enfin, étant de consistance résineuse il se ramollit à la chaleur des doigts, de sorte qu'on peut en faire des pilules d'une extrême ténuité facile à avaler, a proposé de substituer la quinine brute au sel quinique dans la médication infantile, et certains auteurs ont adopté cette pratique.

M. Bouchut emploie même à peu près exclusivement ce médicament chez les enfants à la mamelle et jusqu'à trois ans ; après avoir réduit l'alcaloïde en petits grains, ce médecin les fait prendre aux enfants, aussitôt après leur accès de fièvre, à la dose 20 à 40 centigr. par jour et incorporé à de la semoule ou à une conserve de fruits. Ebrard fait remarquer que la préparation de quinine doit être extemporanée, car celle-ci, mélangée depuis quelque temps, se ramollit, s'attache au palais, devient amère.

Quelle que soit la médication mise en usage, il faut se rappeler cette règle essentielle, capitale pour le traitement de la fièvre intermittente :

« *L'administration du fébrifuge, principalement s'il existe une hypertrophie de la rate, doit être continuée deux semaines au moins après la cessation de la fièvre ; seulement on ne l'administrera que tous les deux ou trois jours. Après le fébrifuge, on donnera pendant longtemps encore le sirop de quinquina, à très petites doses, qui chez les enfants pâles et débilités réussit merveilleusement.* »

TRAITEMENT DES COMPLICATIONS.

Les principales complications de l'accès fébrile sont : les vomissements, la diarrhée, les convulsions ; voyons le traitement applicable à chacune d'elles.

D'après M. Ebrard les vomissements pendant la période de froid doivent être combattus par l'application de linges chauds de la région épigastrique, par 1 ou 2 grammes de sirop diacode dans une infusion de menthe. La diarrhée sera traitée par des lavements laudanisés, la diète.

Le traitement des convulsions, dit le même auteur, sera différent suivant le stade pendant lequel elles apparaissent et selon les symptômes concomitants. Pendant la période de froid, on devra réchauffer le malade, lui frictionner le corps avec des linges chauffés. Pendant la période de chaleur, il sera bon de mettre en usage les fomentations d'eau vinaigrée, d'eau distillée de fleur d'oranger, sur le front de l'enfant ; de lui placer aux jambes des cataplasmes sinapisés et même d'avoir recours à une ou deux sangsues. L'enfant est-il constipé, lavements laxatifs ; vient-il seulement de manger, titillation de la luette ; a-t-il des coliques, lavements laudanisés ; les convulsions sont-elles précédées par les symptômes ordinaires de l'affection vermineuse, les vermifuges seront de toute opportunité ; je les emploie à l'intérieur pendant les accès, tandis que je continue l'administration des fébrifuges pendant l'apyrexie.

Les complications chroniques sont l'hypertrophie de la rate, l'ascite, l'anasarque, le purpura hémorrhagica, la cachexie paludéenne. Voici ce qu'en dit M. Ébrard : « L'hypertrophie de la rate est un fait habituel de la fièvre intermittente ; mais lorsqu'elle est très prononcée, elle doit être regardée comme une complication dangereuse. Quelques enfants ayant une rate hypertrophiée n'en jouissent pas moins d'une bonne santé ; mais ce n'est pas là ce qui arrive le plus ordinairement. La plupart des enfants qui sont dans cet état sont faibles, pâles, décolorés ; ils éprouvent un temps d'arrêt dans leur croissance ; ils sont plus exposés aux rechutes. »

M. Ébrard conseille, dans cet état morbide, l'administration de la quinine, l'emploi à l'intérieur de l'iodure de potassium, et l'application d'un emplâtre de Vigo sur la région splénique : moyens qu'il ne semble pas, toutefois, avoir essayé chez des enfants, car il invoque, pour justifier leur emploi, leur réussite chez les adultes. C'est là aussi la pratique généralement suivie en Sologne quand ces accidents apparaissent.

L'ascite est généralement la conséquence de la congestion chronique de la rate, et elle disparaît quand l'hypertrophie splénique disparaît elle-même ; son traitement n'est donc autre que celui de cette dernière.

L'anasarque, d'après M. Ébrard, devra être traitée par la tisane de racine de persil à laquelle on ajoutera chaque jour 5 à 10 centig. de nitrate de potasse. Comme cette anasarque dépend généralement d'un état cachectique de l'économie, et de la langueur des fonctions vitales, nous croyons que l'on fera mieux de traiter l'état de langueur et de débilité par les toniques, les analeptiques, les ferrugineux, une bonne lactation, une bonne nourriture pour les enfants qui prennent quelques aliments en dehors du lait de leur nourrice.

Dans les cas rares de purpura hémorrhagica, on doit employer le perchlorure de fer, qui réussit généralement très bien chez l'adulte. Nous avons souvent entendu M. Hardy préconiser ce médicament dans cet état pathologique.

M. Ébrard dit avoir mis en usage sans succès, l'alun et d'autres astringents ; le sirop de quinquina, au contraire, fit promptement disparaître les taches sanguines, et il arrêta l'épistaxis qui existait chez un petit malade.

Enfin, dans la cachexie paludéenne, marquée par la décoloration des tissus, la teinte jaunâtre de la peau, l'état de langueur et de dépérissement de l'enfant, on agira encore par les préparations de quinquina et de fer ; et si on n'obtenait pas des résultats satisfaisants, on devrait employer les préparations arsenicales unies aux préparations ferrugineuses.

CONCLUSIONS

La fièvre paludéenne chez les enfants, longtemps passée sous silence par les auteurs, est beaucoup plus fréquente qu'on ne l'avait pensé jusque dans ces dernières années, non-seulement dans sa forme simple, mais encore dans sa forme pernicieuse.

Le miasme générateur de l'affection palustre n'a rien de spécial dans l'enfance ; seulement, nous croyons pouvoir ajouter aux conditions ordinaires dans lesquelles s'opère l'absorption de ce principe pathogénique une condition nouvelle admise par certains auteurs, rejetée par d'autres ; nous voulons parler de l'hérédité

La symptomatologie est différente ; car, tandis que chez l'adulte les trois stades ou périodes sont parfaitement caractérisés, chez l'enfant au contraire, le stade de chaleur est seul, le plus souvent, manifeste. L'apyrexie est moins évidente que chez l'adulte. Le diagnostic est difficile et le médecin doit user d'une grande sagacité pour arriver à un résultat certain. L'hypertrophie de la rate, et l'examen minutieux de tous les organes, permettront quelquefois d'acquérir la certitude.

Le pronostic est plus sérieux que chez l'adulte.

Le traitement présente quelques difficultés. Le fébrifuge est le même que chez l'adulte : le sulfate de quinine.

La voie intestinale est préférable chez les enfants au-dessus de deux ans ; après cet âge les voies supérieures sont meilleures.

Donner le sulfate de quinine le plus tôt possible, car comme l'a dit Maillot (1), « l'expectation est une méditation sur la mort. »

1. Traité des fièvres.

Imprimerie A. Derenne, Mayenne. — Paris, boulevard Saint-Michel, 52.

Imp. A. Derenne, Mayenne. — Paris, boulev. Saint-Michel, 52.